方剂学习快灵通

主　编　刘华东

副主编　韩　娟　朱益敏
　　　　南淑玲　苑述刚
　　　　张卫华　陈巨鹏

东南大学出版社
·南　京·

图书在版编目(CIP)数据

方剂学习快灵通 / 刘华东主编. —南京:东南大学
出版社,2015.2

ISBN 978-7-5641-5536-0

Ⅰ.①方… Ⅱ.①刘… Ⅲ.①方剂学—基本知
识 Ⅳ.①R289

中国版本图书馆 CIP 数据核字(2015)第 037512 号

方剂学习快灵通

出版发行	东南大学出版社	
社　　址	南京市四牌楼 2 号(邮编:210096)	
出 版 人	江建中	
责任编辑	褚　蔚(Tel: 025 - 83790586)	
经　　销	全国各地新华书店	
印　　刷	兴化印刷有限责任公司	
开　　本	700mm×1000mm　1/16	
印　　张	14	
字　　数	214 千字	
版　　次	2015 年 2 月第 1 版	
印　　次	2015 年 2 月第 1 次印刷	
书　　号	ISBN　978 - 7 - 5641 - 5536 - 0	
定　　价	25.00 元	

本社图书若有印装质量问题,请直接与营销部联系,电话:025 - 83791830

编　委　会

前言

PREFACE

方剂(常简称方或剂),俗称药方、中药方,实为经调剂或调配完善的中药(单方)及中药集合或组合(复方,习称方剂),是中医理论体系中的最重要内容,也是应用体系中的最有效手段,堪称"中医之缩影"。为中医者,必须要学习方剂,必须要学习经典方剂。只有用心学习,学懂了方剂,方可去使用方剂,验证并提升方剂。之后,若能将其回归于理论,则又会加入到新的上升循环。

《方剂学》是现今学习方剂者必读之书,书中所收载的均为前人流传下来为临床习用的经典方剂。为弘扬中医之学,我们普选其中的212首方剂作为正方编著成此书,希冀在继承的基础上,再诠释以己意。全书尽用简洁的线条、清晰的条目、流畅的思路进行编写,充分体现简明、实用、易学、易懂的原则,真实映照出中医方剂原有的"简易"面目。

本书正文分上篇、下篇及附录三部分。上篇4章,包括方剂的形成与发展、方剂与辨证论治、方剂的组成与变化、方剂的剂型与服用事项及每章下的超级链接,着重阐释方剂的基本理论与知识;下篇20章,包括每章名称及定义、分类(驱虫剂、涌吐剂除外)、配伍、使用注意、超级链接,其下每节名称(驱虫剂、涌吐剂除外)及方名、出处、方剂歌诀、方解与证治、超级链接,是对方剂所作出的共性与个性化表述,重点说明方剂的基本知识与技能;附录4篇,包括方剂歌诀药名简全对照表、药物主要配伍意义示例表、类方比较示例表和方剂名索引表,意在为记清、辨学方剂提供有益帮助。

方剂所涵盖的内容比较多,对于学习者而言,如何才能快速、牢固地记住它们(特别是组成药物)呢?目前,快速记住方剂的最好方法是背诵方剂歌诀,方剂歌诀言简意赅、平仄押韵、易读易记,本书下篇新编歌诀遵循药物简称前后统一和药物排列先后有序(依从其在方解君臣佐使或主次中出现的先后顺序。对于方名中出现药物的方剂,如该药不是君药或主药,则除该药外,其他药物仍按此顺序排列)原则(前编歌诀源自《汤头歌诀》、《方剂学》等,若遵此原则,多未予改动),并采用每首方剂4句话,每句7个字形式,基本解决了方剂中药物及编排的规范化问题;又牢固记住方剂的最好方法是理解方剂,理解方剂不会像背诵方剂歌诀那样立竿见影,它需要经历不断反复思辨的累积过程,本书下篇中的"方解与证治"项是促进理解方剂较为共认的快捷方式,而"超级链接"项通过剖析知识点,联通知识线,拓展知识面,可加深对方剂的进一步理解。用心记住了方剂,渐渐地就会学懂方剂,并且会不自觉地去使用方剂,心有灵犀处处通!

本书由中医药院校及附属医院长期从事中医方剂教学、临床研究的人员参阅大量书籍、杂志等资料(恕不一一列举),并结合己意编撰而成。全国中医方剂学著名专家、南京中医药大学李飞教授百忙中审阅了此稿,使得本书的内涵有较大提升,特此致谢!

本书可供中医药院校学生、教师,以及临床医务工作者、中医药爱好者阅读、参考。

知识无限,学识有限!对于书中的不足及欠妥之处,敬请广大同仁、读者多提宝贵建议或意见,以便再版修正。

刘华东
2015 年 1 月

目录

CONTENTS

上　　篇

下　　篇

附　　录

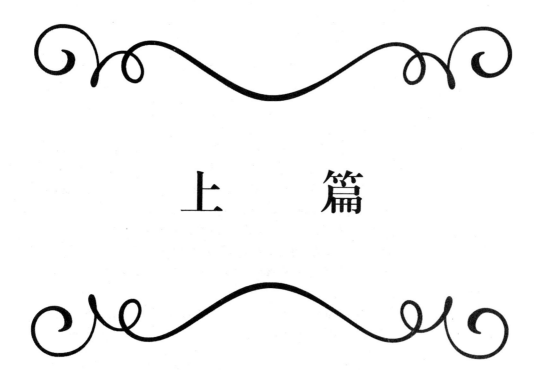

上　篇

第一章 方剂的形成与发展

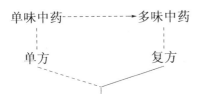

单味中药--------→多味中药

单方　　　　　　复方

《五十二病方》(我国现存最古老的方书)

《黄帝内经》(《素问》、《灵枢经》)(奠定方剂之理论基础，录方 13 首)

《伤寒杂病论》(《伤寒论》、《金匮要略》)(被后世尊称为"方书之祖")

《备急千金要方》、《千金翼方》、《外台秘要》(集唐以前方剂之大成)

《太平圣惠方》、《圣济总录》(集宋以前方剂之大成)

《太平惠民和剂局方》(历史上第一部由政府编制的成药药典)

《普济方》(集明以前方剂之大成，载方 61739 首)

《中医方剂大辞典》(我国现存载方数量最多的一部方书，载方 96592 首)

治法

方剂 在正确辨证，确立治法基础上，按照组成原则的要求，选择合适的药物，酌定用量、剂型、用法等，妥善配伍而成

方论

《伤寒明理论》(历史上第一部专门剖析方剂理论的医著)

《医方考》(历史上第一部详细剖析方剂理论的专著)

《医学入门》(最早编撰方剂歌诀的医著)

《汤头歌诀》(流传最广、为初学者必背的方剂歌诀专著)

《方剂学》(现代学习方剂的规范化之著、必读之书)

方剂学 从中医学体系中分化出的研究并阐明治法与方剂的理论及其临床运用的一门学科

☞ **单方**：方以药成，由一味中药组成的方剂常称为单方，如《伤寒论》甘草汤等，今归入《中药学》教材范畴。

☞ **复方**：方以药成，由多味中药组成的方剂常称为复方（习称方剂），如《伤寒论》桂枝汤等，今归入《方剂学》教材范畴。现临床上几乎都运用复方施治，本书212首正方亦为复方。

☞ **方剂**：实质是针对具体病证，遵循组成原则，选定剂量、剂型与用法的中药及中药集合（组合）。简而言之，即经调剂或调配完善的中药及中药集合（组合）。

☞ **治法**：即治疗病证的方法，是在方剂积累到一定数量时，从方剂所发挥的效能中总结出的带有规律性的认识，也是对疾病进行诊断、辨证后所得出的结论（即法随证立）。

☞ **方论**：即方剂论理，是对方剂的名称、药物配伍、功用主治、用量用法及其临床运用等的论述，重在解析药物配伍。方论与治法的出现，进一步促进了方剂的创新发展，并由此逐渐产生了方剂学。

☞ **《黄帝内经》13方**：即汤液醪醴、生铁落饮、左角发酒、泽术麋衔散、鸡矢醴、四乌鲗骨一藘茹丸、兰草汤、豕膏、薁翘饮、半夏秫米汤、马膏膏、寒痹熨法、小金丹。

☞ **七方**：始于《黄帝内经》。《伤寒明理论》明确提出："制方之用，大、小、缓、急、奇、偶、复七方是也"，并将《内经》中的"重"方改为"复"方。后世又引申其义，认为"七方"是方剂的分类方法之一。

☞ **十剂**：源自《药对》的药物归纳法，即"药有宣、通、补、泄、轻、重、涩、滑、燥、湿十种"，并释为"宣可去壅"、"通可去滞"、"补可去弱"、"泄可去闭"、"轻可去实"、"重可镇怯"、"滑可去著"、"涩可去脱"、"燥可去湿"、"湿可去枯"。之后，《圣济经》于十种后添一"剂"字，《伤寒明理论》进一步提出："制方之体，宣、通、补、泄、轻、重、涩、滑、燥、湿十剂是也"。后世又引申其义，认为"十剂"是方剂的分类方法之一。

☞ **《医方集解》方剂分类**：以治法（功用）分类为主，兼顾治证病因及专科，分为补养、发表、涌吐、攻里、表里、和解、理气、理血、祛风、祛寒、清暑、利湿、润燥、泻火、除痰、消导、收涩、杀虫、明目、痈疡、经产、救急之剂等22类。这种分类方法，条理清晰，面广实用，为后世医家所推崇、仿效，《方剂学》亦遵其说。

（刘华东）

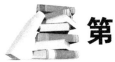 # 第二章 方剂与辨证论治

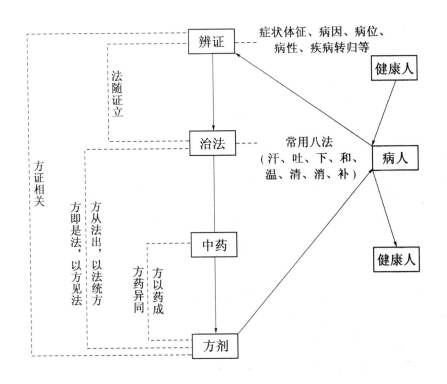

☞ **方证相关**：又称方证相应、方证对应，始于《伤寒论》。指方剂与治证的相应性，即方药功效与治证病机密切相关。方证相关强调方剂与治证处于相对稳定的状态，是使用方剂时必须遵守的准则。

☞ **方药异同**："同"，是指方剂中药物具备原药物的一些基本特性及涵义；"异"，是指方剂中药物与原药物所表述的内容有差异，主要表现为没有原药物所涵盖的范围广，但也可超出原药物的某些特性和涵义。

☞ **方法关系**:一是治法来源于方剂;二是治法是组方和用方的重要依据(即方从法出,以法统方);三是方剂是体现和完成治法的主要手段(即方即是法,以方见法)。

☞ **常用八法**:即"汗、和、下、消、吐、清、温、补"八种治法,出自清代医家程国彭(字钟龄)《医学心悟》所云"论治病之方"。

☞ **汗法**:"汗者,散也"。通过开泄腠理,宣发肺气等发汗作用,使风、寒、暑、湿、燥、火、热等病邪随汗从表而解的一类治法。解表剂可予体现。

☞ **吐法**:"吐者,治上焦也"。通过涌吐作用,使停留在咽喉、胸膈、胃脘的痰涎、宿食、毒物等从口中吐出的一类治法。涌吐剂可予体现。

☞ **下法**:"下者,攻也,攻其邪也"。通过泻下、荡涤、攻逐等作用,使停留在胃肠的宿食、燥屎、冷积、瘀血、结痰、停水等病邪从下窍而出的一类治法。泻下剂可予体现。

☞ **和法**:"病在半表半里,则和之"。通过和解与调和等作用,使半表半里之邪,或脏腑、阴阳、表里失和之证得以解除的一类治法。和解剂可予体现。

☞ **温法**:"温者,温其中也"。通过温里、祛寒、通络等作用,以祛除里寒之邪的一类治法。温里剂可予体现。

☞ **清法**:"清者,清其热也"。通过清热、泻火、解毒、凉血等作用,以清除里热之邪的一类治法。清热剂可予体现。

☞ **消法**:"消者,去其壅也"。通过消食导滞、行气活血、化痰利水、驱虫消痈等作用,使气、血、食、水、虫等有形之邪渐消缓散的一类治法。消食剂、行气剂、活血祛瘀剂、祛痰剂、祛湿剂、驱虫剂等可予体现。

☞ **补法**:"补者,补其虚也"。通过补益人体气、血、阴、阳作用,主治各种虚弱病证的一类治法。补益剂可予体现。

☞ **一法之中,八法备焉**:指运用一种治法,能够达到其他治法的目的,如以下代清、以消代补、以吐代消等。也指在运用一种治法时,伴随有其他治法,如吐中有汗等。

☞ **八法之中,百法备焉**:指同时灵活运用两种或两种以上治法,方法齐全,可以治疗多种复杂病证,如汗补并用、温下补并用等。

(刘华东)

第三章　方剂的组成与变化

组成原则　君臣佐使原则或主次原则

君药　针对主病或主证起主要治疗作用的药物。

臣药
① 辅助君药加强其治疗作用的药物。
② 对兼病或兼证起治疗作用的药物。

佐药
① 佐助药：配合君臣药加强治疗作用或直接治疗次要症状的药物。
② 佐制药：消除或减弱君臣药的毒性与烈性的药物。
③ 反佐药：病重邪甚，或拒药不受时，配用与君药药性相反而在治疗中起相成作用的药物。

使药
① 引经药：引方中诸药药力直达病所的药物。
② 调和药：调和方中诸药性能的药物。

主药　针对主病或主证起主要治疗作用的药物。

次药　协助主药加强其治疗作用，或直接治疗次要病证，或减轻、消除主药的毒副作用，或与主药药性相反，但在治疗中起相成作用的药物，以及引方中诸药直达病所，或调和方中诸药性能的药物。

变化形式
①药味加减变化：指君药或主药不变，只增减臣、佐、使药或次药的变化。
②药量加减变化：指药味不变，只增减药量的变化。
③剂型更换变化：指药味、药量不变，只更换服用剂型的变化。

☞ **七情**:又称药物七情,最早见于《神农本草经》,云:"药……有单行者,有相须者,有相使者,有相畏者,有相恶者,有相反者,有相杀者。凡此七情,合和视之。当用相须、相使者良,不用相恶、相反者。"

☞ **配伍**:是复方的核心内容,指根据病证需要和药物性能,有选择地将两味或两味以上的药物配合在一起应用,常用同类相须、异类相使、相反相成、制毒纠偏、引经报使等形式,以达到提高疗效、减轻或消除毒副反应及扩大应用范围的目的。

☞ **配伍控药**:即通过配伍来控制药物的性味及功效,这是方剂配伍研究中最重要的内容之一。如左金丸中吴茱萸的辛热被黄连的苦寒所控制;黄芪在玉屏风散中主要发挥益气固表止汗作用,在补阳还五汤中主要发挥补气行血作用等。另外,药物产地与方剂的剂型、服法、煎法、调护、饮食等因素也可控药。

☞ **主次原则**:只强调主、次两个层面,从而规避了部分方剂中药物因难以细分君臣佐使而带来的纷扰,可作为君臣佐使原则的有益补充。

☞ **核心地位**:当方剂确立后,方中君、臣、佐、使药或主、次药互相依存,不可或缺。其中,君药(君臣药)或主药处于方中核心地位。一般来说,君药的药味相对较少;君药(君臣药)或主药的用量最大且(或)药力最强。

☞ **每药不一定只任一职**:指方中的药物可任君臣佐使与主次不同职级,如麻黄汤中麻黄是君药,又兼作佐药、使药;麻黄杏仁甘草石膏汤中麻黄是主药,又兼作次药等(注:本书方解中的药物职级、性能多择其要者,并未概全)。

☞ **方剂变化**:一般情况下,方剂在药味增减变化后不改变原治主病、主证,而在药量增减或剂型更换变化后既可以改变原治主病、主证,也可以不改变。

(刘华东)

第四章　方剂的剂型与服用事项

常见剂型
传统剂型：汤剂、散剂、丸剂、膏剂、酒剂、丹剂、露剂、锭剂、茶剂、条剂、线剂、栓剂、炙剂等。

现代剂型：口服液、注射剂、胶囊剂、冲剂、片剂、气雾剂、糖浆剂等。

服用时间
一般来说，宜在饭前1小时或空腹服药。
病在心腹以下者，宜饭前服药；
对胃腑有刺激的方药，或脾胃虚弱者，或病在胸膈以上者，宜饭后服药。
急、重病证者不拘时服；
慢性病者定时服药。

服用方法
汤剂，一般一日1剂，分2~3次温服；
丸、散、膏、酒等制剂，一般一日服1~3次。

调摄护理　一般要求病人须调畅情志，劳逸有度，节制房事，免受风寒等。

饮食禁忌　一般要求服药期间应忌食生冷、油腻、鱼腥、辛辣、酒酪等物。

（注：特殊要求，不在其列）

☞ **超级链接**

☞ **汤剂**：又称煎剂，古称汤液，是将药物加适量水（或酒，或水、酒），浸透后，再煎煮一定时间，去渣取汁，制成的液体状剂型。一般作内服用，适用于病证较急重或病情不稳定者，具有吸收快、药效发挥迅速、可灵活加减、照顾全面等优点，以及耗费药材（用量大）、某些成分不易煎出、不便服用（口感不佳）、不易携带、不便大生产与贮存等缺点。

☞ **丸剂**:是将药物研成细末(或药物提取物),加蜜、水或米糊、面糊、酒、醋、药汁等黏合剂,制成的圆形固体剂型。一般作内服,适用于病证较缓慢(含药力峻猛、较剧毒性和芳香易挥发药物的也可用于急重病证)或病情稳定者,较汤剂具有节省药材、药效吸收较慢、药效持久、便于服用、便于保存与携带等优点,以及不便于加减等缺点。

☞ **散剂**:是将药物粉碎,混合均匀,制成的粉末状剂型。常作内服(直接服用或煮后去渣取汁服用)和外用,较汤剂具有制作简便、吸收较快、节省药材(用量小)、便于服用与携带等优点,以及口感较差、不便于加减等缺点。

☞ **膏剂**:是将药物加水或植物油煎熬,去渣后浓缩而制成的剂型。有内服和外用两种,内服膏剂有流浸膏、浸膏、煎膏三种;外用膏剂有软膏剂、硬膏剂两种。

☞ **酒剂**:又称药酒,古称酒醴,是将药物加入白酒或黄酒中浸泡,或加温隔水炖煮后去渣,或将药物加酒曲后发酵,制成的液体状剂型。常作内服或外用。

☞ **丹剂**:是将某些矿物药物,经高温烧炼而成的化合制剂,以及含有贵重药物或功效卓著的制剂,故丹剂没有固定剂型,可作内服和外用。

☞ **灵活加减,照顾全面**:为汤剂的最主要优点,能够充分反映中医学辨证论治、整体观、恒动观三大基本特点,这是汤剂被临床广泛运用的最重要因素。

☞ **汤剂制备**:一般先将药物放入由泥土烧制的器皿(如砂锅、瓦罐)中,加洁净冷水浸泡20～60分钟(茎叶、花短,根、果实长;夏短,冬长),用水量为高出药面3～5厘米或药物总量的3～10倍(二煎、三煎用水量适当减少,为头煎的1/2～1/3),然后用武火(大火)煎煮至沸腾,再改用文火(小火)煎煮20～30分钟,煎出液约300～400毫升(二煎、三煎约100～200毫升)。

☞ **饮食禁忌**:又称忌口,意即不适合的饮食。多因病、因药而异,如水臌者忌食盐,下利、胃呆者忌食油腻,痛经者忌食寒凉;服人参、地黄时忌食萝卜,服土茯苓时忌食茶等。但临证时,不宜太过于拘泥,因人、因饮食制宜。

(刘华东)

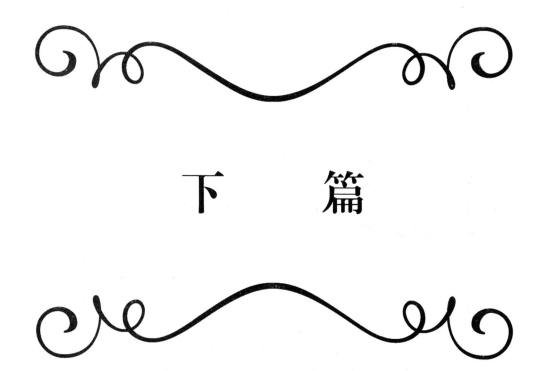

下　篇

第一章　解表剂

【定义】　多以解表药为主组成,具有发汗、解肌、透疹等作用,治疗表证的方剂,称为解表剂。

【分类】　据病性、体质不同,常分为辛温解表(治风寒表证)、辛凉解表(治风热表证)、扶正解表(治正虚外感证)剂三类。

【配伍】　常配宣开肺气药,以及活血通脉、祛痰化饮、理气除湿、温阳益气(治风寒表证)和清热解毒、生津止渴、凉血活血、滋补阴血(治风热表证)等药。

【使用注意】　① 辨清寒热病性及体质强弱。② 不宜久煎。③ 宜饭后温服。或温覆,或喝热稀粥。④ 取汗以全身微汗出为佳。⑤ 药后应避风寒,禁食生冷、油腻之品。⑥ 因时、因地、因人制宜。⑦ 兼里证者,治宜先表后里,或表里双解。

超级链接

☞ **解表剂**:指解除六淫表邪的方剂,依"其在皮者,汗而发之"等理论立法,主要体现八法中"汗法"的应用。本章主涉六淫之寒、热邪,祛风、暑、燥、湿邪为主的方剂,分列祛风剂、祛暑剂、治燥剂、祛湿剂中。

☞ **配宣开肺气药**:肺合皮毛,六淫犯表;肺司呼吸,温邪上受,故解表剂中常配宣开肺气药以促肺司宣发,助驱表邪外散。如麻黄汤中用麻黄,桑菊饮中用桔梗等。

第一节　辛温解表剂

麻黄汤　（《伤寒论》）

方剂歌诀

前编:麻黄汤中用桂枝,杏仁甘草四般施,发热恶寒头项痛,伤寒服此汗淋漓。

方解与证治

君:麻黄三两——发汗解表,宣肺平喘
臣:桂枝二两——助麻黄解表,又温经止痛
佐:杏仁七十个——助麻黄平喘
使:炙甘草一两——调和诸药

发汗解表,宣肺平喘 → 外感风寒表实证[(风)寒袭表,封固腠理,郁闭卫阳,涩滞营阴;阻塞肺气] → 恶寒发热,无汗而喘,头身疼痛,脉浮紧。

☞ **表实无汗**:寒性凝滞,主收引,寒邪侵袭营卫气强之肌表,致营卫受阻,腠理封固而无汗。

☞ **伤寒**:即《伤寒论》太阳伤寒病证,指"脉浮,头项强痛","或已发热,或未发热,必恶寒、体痛、呕逆、脉阴阳俱紧者,名为伤寒"。

☞ **麻黄配桂枝**:麻黄解卫,桂枝透营达卫,二者配伍,疏通营卫,开腠力强,有峻汗之功。据此,后世多称麻黄汤为发汗之峻剂。

☞ **麻黄配杏仁**:麻黄宣肺为君,杏仁降肺为佐,二者配伍,平喘之力增,并避免麻黄宣肺太过之弊。

☞ **用法特点**:① 去上沫:麻黄用量较大时,煎煮时水面上会出现较多白沫。白沫为秽浊之物,易遏阻阳气,故去之,一以免除其引起"令人发烦"之虞;二以提高麻黄升宣透发之气。② 先煮麻黄:麻黄"中空",煮麻黄时有"上沫",加之"生则令人烦,汗出不可止",故先煮去沫,并令熟使气味薄者药力纯正。但先煮降低了麻黄辛散之力,减缓麻黄峻汗之功,故本方通过配伍桂枝与温服、覆取等以助其发汗。

☞ **类方**:①《金匮要略》麻黄加术汤:本方加白术,功兼祛湿补脾,主治风寒湿痹。②《伤寒论》大青龙汤:本方倍麻黄,加石膏、生姜、大枣,发汗力强,功兼清里热。③《太平惠民和剂局方》卷2三拗汤:由麻黄、杏仁、甘草、生姜组成,功主宣肺,主治风寒犯肺证。④《金匮要略》甘草麻黄汤:由甘草、麻黄组成,功专利水,主治里水。

桂枝汤(又名阳旦汤) (《伤寒论》)

方剂歌诀

新编:桂枝汤治太阳风,芍药姜枣甘草同,啜粥解肌调营卫,汗出恶风有神功。
前编:桂枝汤治太阳风,芍药甘草姜枣同,解肌发表调营卫,汗出恶风正宜用。

方解与证治

君:桂枝_{三两}——解肌发表,扶助卫阳
臣:(白)芍药_{三两}——敛营止汗,补养阴血
佐:生姜_{三两}——助桂枝解表,又和胃止呕
　　大枣_{十二枚}——助芍药养阴,又补脾益气
佐使:炙甘草_{二两}——合桂枝辛甘化阳,合芍药酸甘化阴;调和诸药

解肌发表,调和营卫 →

外感风寒表虚证[风(寒)侵表,腠理不固,卫阳抗邪(卫强),营阴失守而外泄(营弱);波及肺胃,肺胃失和]

➡ 恶风,发热,汗出,鼻塞,干呕,脉浮缓或弱。

☞ **表虚汗出**：风性开泄，风邪侵袭营卫气弱之肌表，致营卫失和，腠理不固而汗出。或素体腠理疏松，营卫失和而自汗（故本方也可用治非风邪袭表之"内证"）。

☞ **太阳风**：即《伤寒论》太阳中风病证，指"脉浮，头项强痛"，"发热，汗出，恶风，脉缓者，名为中风"。

☞ **卫强营弱**：常态下，卫营调和，营阴内守。风（寒）侵表后，可现卫阳奋起抗邪之势（即卫强）和营阴外泄受损之状（即营弱）。故卫强营弱实为卫营俱弱，营卫失和。

☞ **桂枝配芍药**：桂枝辛温，扶卫阳而祛邪；（白）芍药酸微寒，敛营阴而止汗，二者等量（桂枝∶芍药＝1∶1）配伍，散收相合，（直接）调和营卫，治卫强营弱。

☞ **生姜配大枣**：生姜助桂枝，大枣助芍药，又合则调补脾胃助生化营卫之气，故二者配伍亦能（间接）调和营卫。

☞ **桂枝配甘草**：桂枝味辛，炙甘草味甘，二者配伍，辛甘化阳，可助卫阳。二者组方，即桂枝甘草汤（桂枝四两，炙甘草二两），《伤寒论》用治汗多，心下悸，欲得按者。

☞ **芍药配甘草**：（白）芍药味酸，炙甘草味甘，二者配伍，酸甘化阴，可助营阴。二者组方，即芍药甘草汤（芍药、炙甘草各四两），《伤寒论》用治脚挛急者。

☞ **用法特点**：① 微火煮：一使解表力减弱，以防过汗伤正；二使药性和缓，利于调和营卫。② 啜热稀粥：一以热开腠理，助发汗；二以稀粥温养胃气，培益汗源，助卫驱邪。③ 一服汗出病瘥，停后服，不必尽剂：本方一剂共煮取三升，分三服，一服即服一升。若一服病愈，则停二服、三服，不需要将一剂全部服下，这充分反映了"中病即止"及"是药三分毒"之理。

☞ **类方**：①《伤寒论》桂枝加桂汤：本方增桂枝量，功主温阳降逆，主治奔豚。②《伤寒论》桂枝加芍药汤：本方增芍药量，功主和中止痛，主治肝木乘脾之腹痛。③《伤寒论》桂枝加葛根汤：本方加葛根，功兼升津濡筋，主治兼项背拘急者。④《伤寒论》桂枝加厚朴杏子汤：本方加厚朴、杏仁，主治兼咳喘者。

九味羌活汤 （张元素方，录自《此事难知》卷上）

方剂歌诀

新编：九味羌活用防风，苍术辛芷与川芎，黄芩生地加甘草，分经论治宜变通。

前编：九味羌活用防风，细辛苍芷与川芎，黄芩生地加甘草，三阳解表益姜葱。

君:羌活——祛风散寒,除湿止痛
臣:防风、苍术——助羌活祛风散寒除湿
佐:细辛、白芷┐助君、臣药祛风散寒,
　　川芎　┘川芎又活血行气
　　黄芩、生地黄——清热,制燥
使:甘草——调和诸药

} 发汗祛湿,兼清里热

→ 外感风寒湿,兼里热证〔风寒湿邪袭表,腠理闭塞,经络气血运行不畅,郁而化热传里(或素有里热)〕

→ 恶寒发热,头痛无汗,口苦微渴,肢体酸楚疼痛。

超级链接

☞ **羌防剂**:是指用羌活、防风、苍术等辛温香燥药为主组成的方剂,习称"时方",较"经方"麻桂剂(如麻黄汤、桂枝汤、大青龙汤)长于祛湿,且无有汗、无汗之戒。

☞ **酸楚疼痛**:寒邪收引,湿邪重浊黏滞,寒湿侵袭可致经络阻塞,气血运行不畅,不通则痛楚绵绵。

☞ **分经论治**:指方中羌活走太阳经,白芷走阳明经,黄芩走少阳经,苍术、黄芩走太阴经,生地黄、细辛走少阴经,川芎走厥阴经,防风走十二经。但临证时,"当视其经络前后左右之不同,从其多少大小轻重之不一,增损用之"。

☞ **三阳解表益姜葱**:指"邪在太阳,治以羌活;邪在阳明,治以白芷;邪在少阳,治以黄芩",又加生姜、葱白为引,发挥解表散邪之功。

☞ **黄芩、生地黄功**:黄芩苦寒,生地黄甘寒,二者合用,一解里热津伤不甚之口苦微渴(清热);二制羌活、防风等辛温升散燥烈易助热伤津之偏(制燥)。

香苏散 　(《太平惠民和剂局方》卷2)

方剂歌诀

前编:香苏散用草陈皮,外感风寒气滞宜,寒热头痛胸脘闷,散寒又能疏气机。

方解与证治

主:紫苏叶﹝四两﹞——疏散风寒,理气和中
　炒香附﹝四两﹞——行气解郁
次:炙甘草﹝一两﹞——益气和中,调和诸药
　陈皮﹝二两﹞——助主药理气,又化湿行津

} 疏散风寒,理气和中

→ 外感风寒,兼气滞证〔感冒风寒,毛窍闭塞,卫郁不达,营涩不畅,肺失宣降,肝胃气滞(或素有肝胃气滞)〕

→ 恶寒发热,头痛无汗,胸脘痞闷,苔白,脉浮。

☞ **紫苏叶功**:芳香气烈,外开皮毛,宣肺而通腠理;上通鼻窍,清头目;中开胸膈,醒脾胃,解郁结。因紫苏叶还具和中安胎之效,故本方也适用于妇人妊娠感冒风寒者。

☞ **香附配紫苏叶**:紫苏叶得香附,则行气之功益著;香附得紫苏叶,则能上行外达解散邪气。

☞ **类方**:《医学心悟》卷2加味香苏散:本方加荆芥、防风、川芎、秦艽、蔓荆子,解表、止痛力强。

小青龙汤 (《伤寒论》)

方剂歌诀

新编:小青龙汤用桂麻,姜辛夏芍味草加,外束风寒内停饮,散寒蠲饮效堪夸。

前编:小青龙汤桂芍麻,干姜辛夏草味加,外束风寒内停饮,散寒蠲饮效堪夸。

方解与证治

君:麻黄三两、桂枝三两——解表散寒,兼宣肺平喘,温经止痛			恶寒发热,头身疼痛,无汗、咳喘,痰多清稀,或干呕,或身重,浮肿,舌苔白滑,脉浮。
臣:干姜三两、细辛三两——温肺化饮,细辛又解表	解表散寒,温肺化饮	风寒束表,寒饮伏肺证(感受风寒,卫郁营滞;素有寒饮,逼迫肺胃,肺失宣降,胃气失和,甚则外溢肌表)	
佐:半夏半升——助干姜、细辛化痰饮,又降逆止呕			
(白)芍药三两——敛阴和营			
五味子半升——敛肺止咳			
佐使:炙甘草三两——益气和中,调和诸药			

☞ **小青龙汤**:青龙乃东方之本神,可兴云致雨,此喻服用本方后汗出之状,然本方发汗力比大青龙汤要小。

☞ **芍药功**：少配酸寒之芍药敛阴，一以制麻黄、桂枝，使散中有收，二以防麻黄、桂枝、干姜、细辛、半夏温燥伤津。

☞ **五味子功**：干姜、细辛、半夏温化在肺之痰饮，但易耗损肺之气阴（麻、桂辛温发散亦损），少配五味子敛肺使开中有阖而不伤正。又姜辛夏味亦为临证止咳喘之常用组合。

☞ **治水饮**：方中麻黄宣肺开腠，桂枝温阳化气，均可配合干姜、细辛、半夏利水化饮，故本方亦治单纯性水饮内停证。

☞ **组成特点**：本方可看作由麻黄汤去杏仁，加芍药、五味子、干姜、细辛、半夏而成。

☞ **类方**：①《金匮要略》小青龙加石膏汤：本方加石膏，功兼清热除烦。②《金匮要略》射干麻黄汤：由麻黄、细辛、半夏、五味子、射干、紫菀、款冬花、生姜、大枣组成，解表力弱而化痰力强，主治痰饮郁肺证。

第二节　辛凉解表剂

桑菊饮　（《温病条辨》卷1）

方剂歌诀

新编：桑菊薄荷桔杏翘，芦根甘草八味饶，清疏肺卫轻宣剂，风温咳嗽服之消。

前编：桑菊饮中桔杏翘，芦根甘草薄荷饶，清疏肺卫轻宣剂，风温咳嗽服之消。

方解与证治

君：桑叶二钱五分、菊花一钱——疏风清热而宁肺

臣：薄荷八分——助君药疏散风热

　　桔梗二钱、杏仁二钱——宣降肺气而止咳

佐：连翘一钱五分——助桑叶、菊花、薄荷轻清透邪

　　芦根二钱——清热生津而止渴

使：生甘草八分——调和诸药

｝疏风清热，宣肺止咳 → 风温初起，表热轻证（风温袭肺，受邪轻浅，肺失清肃，津伤不甚）→ 但咳，身热不甚，口微渴，脉浮数。

☞ **咳**：肺为娇脏，不耐寒热。"温邪上受，首先犯肺"，使肺络不畅，肺失清肃，肺气上逆而咳。

☞ **桑叶配菊花**：二者相伍，轻清凉散，一以走肺络，清肺疏风；二以入肝经，清肝以宁肺。

☞ **桔梗配杏仁**：桔梗开宣肺气,杏仁肃降肺气,二者配伍,可复肺之宣降而止咳。

☞ **辛凉轻剂**：指本方以辛凉微苦立法,药味清轻,解表清热力较弱,重在宁肺。

银翘散 （《温病条辨》卷1）

方剂歌诀

新编：银翘散蒡薄桔草,更加荆豉开膝好,竹叶芦根凉解法,发热咽痛服之效。

前编：银翘散主上焦疴,竹叶荆蒡豉薄荷,甘桔芦根凉解法,发热咽痛服之瘥。

方解与证治

君：金银花—两、连翘—两——轻清透表,清热解毒,辟秽化浊

臣：牛蒡子六钱、薄荷六钱——助君药辛凉透表,又清利咽喉

佐：桔梗六钱、生甘草五钱——利咽解毒,甘草兼调药(使)　　辛凉透表,
　　荆芥四钱、淡豆豉五钱——辛温开膝助君、臣药疏散表邪　　清热解毒
　　竹叶四钱、鲜芦根——清热生津止渴

➡ 温病初起,表热重证(温邪上受,犯肺及卫,肺失清肃,卫表郁闭;温热壅而化毒,上熏口咽,灼伤津液)

➡ 发热,微恶风寒,无汗或有汗不畅,咽痛,口渴,脉浮数。

超 级 链 接

☞ **有汗不畅**：风热入里,热邪迫津外泄,可有汗;汗出而风热之邪未解,故不畅。

☞ **咽痛**：咽为肺之门户,喉为肺系。邪搏气血,热蕴成毒,结于咽喉,故咽部红肿热痛。

☞ **用法特点**：勿过煮：病在上焦,"治上焦如羽,非轻不举",故煎药时"香气大出,即取服",因"过煎则味厚入中焦矣"。

☞ **金银花配连翘**：风热侵表,热毒袭肺,兼夹秽浊,用金银花、连翘清疏两顾,兼芳香化浊。本方与牛蒡子、薄荷等解表药配伍为主,加之药物煎煮时间极短,故金银花、连翘之功当以疏为主。

☞ **桔梗配甘草**：桔梗宣肺利咽,甘草解毒利咽,二者配伍,可利咽止咳。二者组方,即桔梗汤(桔梗一两,甘草二两),《伤寒论》用治"少阴病二三日,咽痛",服甘草汤(甘草二两)后不瘥者;《金匮要略》用治"肺痈",症见"咳而胸满,振寒脉数,咽干不渴,时出浊唾腥臭"者。

☞ **辛凉配辛温**:风热表郁无汗之证,可予大队辛凉药中配伍少量辛而不烈、温而不燥之辛温药(如荆芥、淡豆豉),此既增疏表透邪之力,又不悖辛凉之旨。

☞ **辛凉平剂**:指本方以辛凉,佐苦甘寒立法,药味虽清轻,但解表清热力较强。

☞ **类方**:《温病条辨》卷2银翘汤:由银花、连翘、竹叶、生甘草、麦冬、生地组成,功专滋阴解表,见无汗脉浮者。

麻黄杏仁甘草石膏汤 (《伤寒论》)

方剂歌诀

新编:麻杏甘草石膏汤,倍寒制温蕴意长,肺热壅盛气喘急,辛凉宣泄此法良。
前编:麻杏甘草石膏汤,四药组合有专长,肺热壅盛气喘急,辛凉疏泄此法良。

方解与证治

主:麻黄_{四两}——宣肺平喘,开腠解表

石膏_{半斤}——清泄肺热,兼制麻黄之温

次:杏仁_{五十个}——助麻黄平喘

炙甘草_{二两}——和中,调药

辛凉宣泄,清肺平喘 → 外感风寒,化热郁肺证(外感风寒,郁而化热,壅遏郁肺,肺受热迫,清肃失职,气逆津伤) → 发热喘急,口渴引饮,有汗或无汗,脉滑数。

超级链接

☞ **麻黄配石膏**:麻黄辛温,石膏辛甘大寒,石膏用量倍麻黄(石膏:麻黄＝2:1),以石膏之寒制麻黄之温,二者配伍,可成辛凉之剂。临证时,若肺热重而汗出者,可增石膏用量;表郁重而无汗者,可增麻黄用量(但须小于石膏用量)。

☞ **组成特点**:本方可看作由麻黄汤去桂枝,加石膏而成。

☞ **类方**:《金匮要略》越婢汤:本方去杏仁,加生姜、大枣,功专利水,主治水邪挟热之风水。

柴葛解肌汤(又名葛根汤) (《伤寒六书》卷3)

方剂歌诀

新编:柴葛解肌白芷羌,芩膏桔芍草枣姜,邪在三阳身热盛,解表清热功效强。
前编:陶氏柴葛解肌汤,邪在三阳热势张,桔芍姜枣草芩芷,羌膏解表清热良。

君:柴胡、葛根——解肌透热
臣:白芷、羌活——助君药解肌散邪,止痛
　　黄芩、石膏——清泄里热
佐:桔梗——宣肺气助解肌
　(白)芍药——养阴,兼制疏散太过
　甘草——合芍药和营泄热,兼调药(使)
　大枣、生姜——调和营卫助解肌

解肌清热 ➡ 感冒风寒,郁而化热证(太阳风寒之邪未解,郁而化热,内传少阳、阳明、三阳经气不利) ➡ 发热重,恶寒轻,头痛,眼眶痛,鼻干,脉浮数。

☞ **陶氏**:即陶华(字尚文,号节庵),明代医家,著《伤寒六书》等。

☞ **邪在三阳热势张**:指太阳表寒未解,郁而化热,初入阳明,波及少阳,乃三阳经并病。热势张即身热盛,故以热郁阳明为主。

☞ **三阳兼治**:指葛根配白芷、石膏清透阳明之邪,柴胡配黄芩和解少阳之邪,羌活疏散太阳之邪。

☞ **羌活、白芷功**:辛温疏散,既可解未尽之表寒,又可助柴胡、葛根解肌发表。配于柴胡、葛根、黄芩、石膏等寒凉药中,则不违辛凉清热之旨。

升麻葛根汤　(《太平惠民和剂局方》卷2)

新编:局方升麻葛根汤,芍药甘草合成方,麻疹初起出不透,解肌透疹此方良。
前编:阎氏升麻葛根汤,芍药甘草合成方,麻疹初期出不透,解肌透疹此方良。

主:升麻、葛根——解肌透疹,清热解毒
次:芍药——和营护液(白)或凉血活血(赤)
　　甘草——调药,合芍药化阴

解肌透疹 ➡ 麻疹初起(肺胃蕴热化毒外发,复感时行之邪郁结肌表) ➡ 疹发不出,或出而不畅,舌红,脉数。

☞ **阎氏**:即阎孝忠(字资钦),北宋医家。收集钱乙医方及著作,集成《小儿药证直诀》。

☞ **麻疹**:俗称"出疹子"、"出痧子"。因小儿肺胃蕴热,又感麻疹时疫而引发,一般病后2～3天口腔颊黏膜处有黏膜斑,3～4天皮肤出现特殊的斑丘疹。

☞ **升麻配葛根**:清热解肌,可自内向外透发疹毒,使邪有出路。二者配伍,宜于麻疹初起者。

第三节　扶正解表剂

人参败毒散(又名败毒散)　《太平惠民和剂局方》卷2

方剂歌诀

新编:人参败毒羌独芎,柴前枳桔苓草同,生姜薄荷煎汤服,外感气虚正宜用。

前编:人参败毒草苓芎,羌独柴前枳桔同,生姜薄荷煎汤服,祛寒除湿功效宏。

方解与证治

主:羌活一两、独活一两——发散周身之风寒湿邪

　　川芎一两、柴胡一两——活血行气,疏风止痛

次:前胡一两、枳壳一两、炒桔梗一两——宣降肺气,化痰止咳

　　茯苓一两——淡渗利湿　　　　　　　　　　　益气解表,散风除湿

　　甘草半两——益气补中,调和诸药

　　人参一两——益气扶正助祛邪,并使散中有补

　　生姜少许、薄荷少许——助主药解表散邪

➡ 气虚外感风寒湿证(素体气虚,复感风寒湿邪,卫阳郁遏,经脉不利;肺气失宣,津液不布,痰浊内生,阻滞气机)

➡ 憎寒壮热,头项强痛,肢体酸痛,无汗,咳嗽,苔白,脉浮而重取无力。

超级链接

☞ **人参败毒**:意指用人参培其正气,败其邪毒,祛除邪气,故本方常用于体虚外感之证。

☞ **逆流挽舟法**:一种治法。对于外邪陷内而成之寒湿痢疾,可用本方疏散表邪,使内陷之外邪从表解而里滞除(《寓意草》)。内陷之邪由内而出外,宛如从逆流中挽舟上行。

☞ **人参功**:外感风寒湿邪因气虚而客于肌表,本方用人参的主要目的是益气扶正以助羌活、独活等祛风寒湿邪,但其用量宜小,以免产生恋邪之弊。

☞ **羌活配独活**:羌活常用于上部风寒湿证,独活专治下部风寒湿证,二者配伍可辛散周身,通治一身风寒湿证。

☞ **生姜配薄荷**:二者辛香走表为引,可助发散表邪之力。二者配伍组方,也可用治"伤风小恙"(《本草新编》)。

☞ **用法特点**:寒多则热服,温多则寒服:热者寒之,治热以寒;寒者热之,治寒以热。据此,借药汤之温热或寒凉之性,助方药充分发挥药效。

☞ **类方**:①《摄生众妙方》卷8荆防败毒散:本方去人参、生姜、薄荷,加荆芥、防风,功专表解。②《普济方》卷213仓廪散:本方加陈仓米,功兼健脾和胃。

参苏饮　(《太平惠民和剂局方》卷2)

方剂歌诀

新编:参苏葛根与前胡,半夏苓陈枳桔木,甘草生姜大枣煮,气虚感寒最宜服。

前编:参苏饮内陈皮草,枳壳前胡半夏从,葛根木香桔梗茯,气虚感寒最宜用。

方解与证治

君:紫苏叶_{七钱半}——发散风寒,宣肺止咳,行气和中

臣:葛根_{七钱半}、前胡_{七钱半}——助君药解表散邪,兼清郁热,
　　　　　　　　　　　　　　前胡又化痰止咳

佐:人参_{七钱半}——益气健脾,扶正祛邪,并使散不伤正

　姜半夏_{七钱半}——化痰和胃

　茯苓_{七钱半}——渗湿健脾

　陈皮_{五钱}、枳壳_{五钱}、桔梗_{五钱}、木香_{五钱}——理气宽胸,化痰止咳

佐使:甘草_{五钱}、生姜_{七片}、大枣_{一枚}——调补脾胃,助君、臣药解
　　　　　　　　　　　　　　　　表散邪,甘草兼调药。

（右侧）益气解表,
化痰理气

➡气虚外感风寒,内有痰湿证(素体气虚,内有痰湿,郁阻气机;复感风寒,卫阳郁遏,肺气郁闭,肺气上逆)

➡恶寒发热,无汗,头痛,鼻塞,咳嗽痰白,胸脘满闷,倦怠乏力,气短懒言,舌苔白腻,脉弱。

超级链接

☞ **紫苏叶配人参**:紫苏叶辛温开腠,宣肺散邪为君;人参甘温,益气补虚为臣。二者相配,可增苏叶祛邪之功,并防其发散伤正之偏。

☞ **类方**:①《三因极一病证方论》卷13参苏饮:本方去葛根,加陈皮,化痰行气力增,解表散邪力减。②《医便》卷2参苏饮:本方去木香、大枣,加羌活、苍术、葱白,解表散邪力增。

再造散 　　　《伤寒六书》卷3

方剂歌诀

新编:再造附桂辛参芪,羌防川芎芍草齐,再加大枣煨姜煮,阳虚感寒无汗宜。
前编:再造散用参附芪,桂甘羌防芎芍齐,再加细辛姜枣煮,阳虚寒闭最相宜。

方解与证治

主:熟附子、桂枝、细辛——温阳散寒,细辛、
　　　　　　　桂枝又解表

　人参、黄芪——益气固表
次:羌活、防风、川芎——疏风散寒解表
　炒(白)芍药、甘草——化阴益营,兼制诸
　　　　　　药辛热温燥之偏,
　　　　　　甘草又调药

助阳益气,发汗解表

　大枣、煨生姜——温胃补脾,以资汗源

➡阳虚外感风寒证(素体阳气虚弱,阴寒内生;复外受风寒,邪郁肌表)
➡恶寒重,发热轻,无汗肢冷,舌淡苔白,脉沉无力或浮大无力。

········· 超 级 链 接 ·········

☞ **再造**:意指使"无阳证"(阳气虚弱,无力作汗,服发汗药二三剂,汗不出者)之人重获生机,犹如承再造之恩。

☞ **无汗肢冷**:无汗因阳虚无力作汗或邪侵卫郁;肢冷因肾阳虚衰,卫阳不足所致。

☞ **药物炮制**:生姜辛散走表,煨后主入里以温胃和中;白芍微寒,有碍解表,炒以制约其寒性,兼香可入脾,增柔肝理脾之效。然脾胃和,则汗源足。

☞ **附子配人参、黄芪**:熟附子辛热温肾助阳,人参、黄芪甘温大补元气,合用则肾阳盛而卫阳强,卫阳强可鼓邪外出,且不惧阳随汗脱。

☞ **组成特点**:本方可看作由麻黄附子细辛汤、桂枝汤、九味羌活汤与参附汤合方加减而成。

加减葳蕤汤 （《重订通俗伤寒论》）

方剂歌诀

新编:加减葳蕤用白薇,薄荷葱白豆豉随,桔梗枣草共八味,滋阴发汗热可退。

前编:加减葳蕤用白薇,豆豉生葱桔梗随,草枣薄荷共八味,滋阴发汗热可退。

方解与证治

主:生葳蕤(玉竹)二钱至三钱————滋阴润燥

　　白薇五分至一钱————清虚热

　　薄荷一钱至钱半————疏散风热

次:生葱白二枚至三枚 ⎫
　　　　　　　　　　 ⎬————助薄荷发散表邪 ⎫ 滋阴清热,发汗解表
　　淡豆豉三钱至四钱 ⎭

　　桔梗一钱至钱半————宣肺止咳

　　大枣二枚————助玉竹滋阴

　　炙甘草五分————调和诸药

➡ 阴虚外感风热证(素体阴虚,虚热内生;复外感风热,肺卫不畅)

➡ 身热,微恶寒,口燥咽干,咳嗽,舌红,脉数。

☞ **葳蕤(玉竹)功:** 玉竹甘寒质润,滋而不腻,虽补而不碍邪,与白薇相伍,对阴虚有表热证者颇宜。

☞ **葱白配淡豆豉:** 葱白发散通气,淡豆豉升散宣郁,合以解表散邪,常用于外感头痛发热者。

☞ **类方:** ①《备急千金要方》卷9葳蕤汤:由麻黄、杏仁、独活、川芎、木香、石膏、葳蕤、白薇组成,具发表清里,调气行血之功。②《外台秘要》卷3葱白七味饮:由葱白、葛根、淡豆豉、生姜、麦冬、生地黄、劳水组成,主治血虚外感者。

（刘华东）

第二章　泻下剂

【定义】　多以泻下药为主组成,具有通导大便、泻下积滞、攻逐水饮等作用,治疗里实证的方剂,称为泻下剂。

【分类】　据里结性质、体质强弱,分为寒下(治热结证)、温下(治寒结证)、润下(治燥结证)、逐水(治水结证)、攻补兼施(治里结正虚证)剂五类。

【配伍】　常配行气药,以及清热泻火、温阳散寒、活血祛瘀、和中养胃、温肾益精、益气补血、滋养阴液、宣降肺气、渗利水湿等药。

【使用注意】　① 里邪尚未完全成实,不可使用泻下。② 表证未解,里实已成,或先表后里,或表里双解。③ 年老体弱、病后正虚而有里实者,或先攻后补,或攻补兼施。④ 得效即止,不可久服。且药后不宜早进油腻或不易消化食物。⑤ 孕妇、产妇及妇人月经期间均应慎用或禁用。⑥ 巴豆、甘遂、大戟、芫花、商陆、牵牛子、轻粉等均有毒,且攻逐力强,需注意用量,中病即止。

超级链接

☞ **泻下剂**:指通过泻下大便以解除里结实邪的方剂,依"其下者,引而竭之;中满者,泻之于内"等理论立法,主要体现八法中"下"法的应用。里实证所涉范围较广,包括燥屎、瘀血、痰湿、水饮、食积、虫积等有形之邪所引起的病证,本章主述治疗因燥屎、水饮而引发病证的方剂,其余病证另见活血祛瘀剂、祛痰剂、祛湿剂、消食剂、驱虫剂等章节。

☞ **配行气药**:里结停易致气机阻滞,气滞则里结固,故泻下剂中常配行气药,以期气行则结下,兼除气滞病证。如大承气汤中用厚朴等。

第一节　寒下剂

大承气汤　(《伤寒论》)

方剂歌诀

新编:大承气汤用大黄,配硝朴枳泻力强,阳明腑实真阴灼,急下存阴第一方。

前编:大承气汤用硝黄,配伍枳朴泻力强,阳明腑实真阴灼,急下存阴第一方。

君:_酒大黄_{四两}——荡涤肠腑,泻热除实

臣:芒硝_{三合}——助大黄泻热通便,又软坚润燥

佐:_炙厚朴_{半斤}——下气除满

　_炙枳实_{五枚}——行气消痞

峻下热结

➡阳明腑实证(伤寒化热入里,或温病热邪传里,与肠中燥屎相结,壅滞肠胃,腑气不通;又里热炽盛,阴津被灼,或筋脉失养,或扰乱心神,或郁遏阳气)

➡大便秘结,或下利清水,色纯青而气臭秽;脘腹胀满,腹痛拒按,按之则硬,或伴手足不温、四肢抽搐、神昏发狂等,舌苔黄燥起刺或焦黑燥裂,脉沉实有力。

☞ **承气**:指本方峻下热结,使壅结之肠胃通畅如常,承顺胃气下行之意。

☞ **急下存阴**:热结壅滞肠胃,结逾多而热逾盛,热逾盛而阴逾损,恐有亡阴之趋向,法当急下热结,以保存阴液。

☞ **下利清水**:为热结旁流之象,系肠中实热积结较重,机体为排除热结,逼迫粪水从燥屎之旁而下所致。

☞ **用法特点**:先煮枳实、厚朴,后下大黄,芒硝溶服:"生而疏荡",此可充分发挥大黄、芒硝的泻下作用,意在加强本方泻下作用以急下存阴。

☞ **通因通用**:热结旁流者用本方峻下,可使"热结"得去,不治"旁流"而"旁流"得止,此为"通因通用"之法。

☞ **寒因寒用**:本方证手足不温为热厥之象,因热邪郁遏阳气所为,用本方泻下热结,不温四肢而四肢得温,此为"寒因寒用"之法。

☞ **君药大黄**:大黄四两,厚朴半斤(八两),为何以大黄为君?其理有二:一是本方证为肠胃热结导致气滞,非肠胃气滞引起热结;二是大黄苦寒,主泻热通便攻积,而厚朴苦温,主行气导滞除满。

☞ **大黄配芒硝**:大黄苦寒,芒硝咸寒,寒以清热,苦、咸以降泄结滞;又咸之软坚润燥,可增苦之降下,故二者配伍有"峻下"之效,对里结胶固难下者尤宜。

☞ **厚朴配枳实**:厚朴苦辛温,导滞除满;枳实苦寒,破结消痞。二者配伍,行气散结,消痞除满,并助大黄、芒硝荡涤热结。

☞ **类方**:①《伤寒论》小承气汤:酒大黄四两,炙厚朴二两,炙枳实三枚。具轻下热结之功,主治燥证不显之阳明腑实轻证。②《伤寒论》调胃承气汤:酒大黄四两,炙甘草二两,芒硝半升。具缓下热结之功,主治阳明燥实内结证。

大陷胸汤 （《伤寒论》）

方剂歌诀

新编:大陷胸治结胸汤,甘遂芒硝共大黄,心下硬满少腹痛,泻热逐水效非常。

前编:大陷胸汤用硝黄,甘遂为末共成方,专治热实结胸证,泻热逐水效非常。

方解与证治

主:甘遂一钱匕——峻逐水饮,泻热破结
}泻热逐水

次:芒硝一升、大黄六两——通腑泻热,芒硝又软坚润燥

➡水热互结证(伤寒太阳病误下,邪热内陷,与水饮相搏,结于心下至少腹,壅塞不通)

➡心下或从心下至少腹硬满,疼痛拒按,伴便秘,潮热烦躁,舌苔黄腻,脉沉有力。

超级链接

☞ **用法特点**:先煮大黄,取汁熔芒硝,冲甘遂末服:水热互结于心下,先煮大黄,取"熟而停蓄"之意;甘遂末服较水煎服泻力强,加之熔服芒硝,寓急泻其实之意,药力较猛,当中病即止,故"得快利,止后服"。

☞ **类方**:《伤寒论》大陷胸丸:本方加葶苈子、杏仁、白蜜,变汤为丸乃峻药缓用之法,主治结胸,项强如柔痉状。

☞ **结胸**:"若心下满而硬痛者,为结胸也",因水热或痰热互结于心下所致。大结胸病为水热互结于心下,大陷胸汤证波及少腹,大陷胸丸证波及颈项。

大黄牡丹汤 （《金匮要略》）

方剂歌诀

新编:金匮大黄牡丹桃,再加瓜子与芒硝,肠痈初起腹按痛,尚未成脓服之消。

前编:金匮大黄牡丹桃,冬瓜仁又加芒硝,肠痈初起腹按痛,尚未成脓服之消。

方解与证治

主:大黄四两——荡涤肠中湿热瘀结

　　牡丹皮一两——凉血清热,散瘀消肿
}泻热破瘀,散结消肿 ➡ 肠痈初起(肠道湿热郁蒸于阑门,血瘀气滞,血肉腐败,肠络不通)

次:桃仁五十个——助主药活血破瘀

　　瓜子(冬瓜子)半升——清肠利湿,排脓散结消痈

　　芒硝三合——助大黄泻热导滞,又软坚散结

➡右少腹疼痛拒按,按之痛如淋,小便自调,甚至局部肿痞,或善屈右足,牵引则痛剧,舌苔薄腻而黄,脉滑数。

☞ **尚未成脓服之消**:肠痈脓未成者应泻下湿热瘀结,促其消散,未成脓时及早使用本方下之,疗效较好。虽有"脓已成,不可下也"之戒,但临床上对已成脓之热、实证者,仍可用本方加减施治。

☞ **瓜子**:有冬瓜子、甜瓜子之分,习用冬瓜子。冬瓜子功清热化痰排脓,主治痰湿盛者;甜瓜子功清热祛瘀散结,主治瘀结甚者。

☞ **用法特点**:顿服:一种服药方法。指立即、快速将一剂方药全部服完,不作分服之意。"病在下者,不厌顿而多",多用于病在下部的急重证救治。

☞ **小便自调**:本方证虽"按之痛如淋",但病在肠腑,与膀胱气化无关,故小便如常,无滴沥不畅之感。

☞ **类方**:《金匮要略》薏苡附子败酱散:由薏苡仁、附子、败酱草组成,主治肠痈脓已成者。

第二节　温下剂

大黄附子汤　(《金匮要略》)

方剂歌诀

新编:大黄附子细辛汤,胁下腹痛便秘方,冷积内结成实证,温下寒实可复康。

前编:大黄附子细辛汤,胁下寒凝疝痛方,冷积内结成实证,温下寒实可复康。

方解与证治

主:大黄_{三两}——通便攻积

炮附子_{三枚}——温里散寒止痛,兼制大黄之寒

次:细辛_{二两}——助附子散寒止痛

温里散寒,通便止痛 ➡ 寒积里实证(寒邪内侵,深伏阴分,阳气失于温通,气血受阻,肠腑传化失职,寒积内结肠道) ➡ 便秘腹痛,或胁下偏痛,手足不温,舌苔白腻,脉弦紧。

☞ **散寒止痛**:寒邪深伏阴分,凝滞气血,不通则痛,须用附子、细辛相配入阴以温散,通则不痛。

☞ **制性存用**：一种配伍方法，又称去性存用。本方证属寒积，用苦寒之大黄，配伍大剂辛热之附子（细辛），则大黄寒性被制，而泻下功用仍存，是谓"制性存用"。

☞ **《伤寒论》麻黄附子细辛汤**：本方去大黄，加麻黄，功主助阳解表，主治少阴、太阳两感证。

温脾汤　（《备急千金要方》卷15）

方剂歌诀

新编：温脾附子与大黄，人参甘草及干姜，寒为热制补兼泻，温通寒积振脾阳。

前编：温脾附子与干姜，甘草人参及大黄，寒热并进补兼泻，温通寒积振脾阳。

方解与证治

主：附子_{一枚大者}——温脾阳，散寒凝

　　大黄_{五两}——泻下通便，合附子攻下冷积

次：人参_{二两}、甘草_{二两}——补益脾气，以助阳复，
　　　　　　　　　　　　　　并防大黄泻下伤中，
　　　　　　　　　　　　　　甘草兼调药

　　干姜_{二两}——助附子温中祛寒

——温补脾阳，攻下冷积

➡ 脾阳不足，冷积内停证（脾阳不足，虚寒内生，运化失常，又恣食生冷，冷积内停阻于肠中，久则损伤肠络）

➡ 久痢赤白，或便秘，手足不温，苔白，脉沉迟。

·····················超级链接·····················

☞ **寒为热制**：指方中大黄的寒性被附子、干姜的热性所制约，以合本方治冷积之证。

☞ **补兼泻**：方用附子、干姜配人参、甘草温补脾之阳（气），伍以大黄泻下积滞，温补、泻下并用，可治脾虚冷积之虚中夹实证。

☞ **久痢赤白**：本方证因冷积久留不化，气血壅滞不行，血败肉腐，脾虚气陷所致。

☞ **组成特点**：本方可看作大黄附子汤去细辛，加干姜、人参、甘草而成。

☞ **类方**：①《备急千金要方》卷13温脾汤：当归、干姜各三两，附子、人参、芒硝各二两，大黄五两，甘草二两。攻下力强，主治大便不通，脐腹绞痛者。②《备急千金要方》卷15温脾汤：大黄、肉桂各三两，附子、干姜、人参各一两。温阳散寒力增。

三物备急丸 （《金匮要略》）

方剂歌诀

前编：三物备急巴豆研，干姜大黄不需煎，猝然腹痛因寒积，速投此方急救先。

方解与证治

主：巴豆—两——峻下寒积，开通肠闭
次：干姜—两——温中以助巴豆祛寒
　　大黄—两——通便以助巴豆攻逐，
　　　　　　　兼制巴豆之毒

攻逐寒积

➡ 寒积急证（寒邪积滞阻结于胃肠，气机闭阻不行，发病急骤）
➡ 卒然心腹胀痛，痛如锥刺，大便不通，甚或中恶客忤而暴厥，苔白，脉沉实。

超 级 链 接

☞ **备急**：本方药峻力猛，可备卒起暴急之寒实证使用，故曰"备急"。

☞ **中恶客忤**：病名。指冒犯秽浊毒邪或不正之气，突然手足逆冷，肌肤粟起，头面青黑，精神不守，或错言妄语，牙紧口噤，或头旋晕倒，昏不知人。本方证因寒邪积滞阻结于内，气机不行，阴阳气不相顺接所致。

☞ **巴豆配大黄**：巴豆为主，大黄为次，二者配伍，其意有三：一因巴豆畏大黄，故用大黄缓巴豆峻下之偏；二以大黄之苦寒制巴豆之辛热，减巴豆之毒；三以大黄之苦寒，清泻寒积壅滞气机所化之热邪。

☞ **类方**：① 张仲景飞尸走马汤（录自《外台秘要》卷7）：巴豆二枚，杏仁一枚，主治中恶心腹胀满，大便不通，以及寒疝等。②《太平惠民和剂局方》卷6半硫丸：半夏、硫黄各等分，治老年虚冷便秘或阳虚寒湿久泄。

第三节　润下剂

济川煎 （《景岳全书》卷51）

方剂歌诀

新编：济川煎中肉苁蓉，归膝泽泻枳壳从，欲降先升升麻共，肾温肠润便自通。
前编：济川归膝肉苁蓉，泽泻升麻枳壳从，阳虚血弱肠中燥，温肾益精便自通。

君:酒肉苁蓉二至三钱——温肾助阳,益精润肠
臣:当归二至五钱——养血润肠
　　牛膝二钱——补肝肾,强筋骨,又引药下行(使药)
佐:泽泻一钱半——渗泄肾浊
　　枳壳一钱——下气宽肠,助肉苁蓉、当归通便
　　升麻五分至七分或一钱——轻宣升阳

}温肾益精,润肠通便

➡肾虚便秘证(肾阳虚衰,阳气不运,津液不通,精津不足,肠道失于濡润;又膀胱气化失常,开合失司)

➡大便秘结,小便清长,腰膝酸软,舌淡脉弱。

超级链接

☞ 济川:乃资助河川以行舟车之义,借以说明本方有温润通便之功,服之可使肾精充足,肠得濡润而大便自调。

☞ 欲降先升升麻共:浊阴不降,因于清阳不升,方中配伍少量升麻,使清阳得升,则浊阴得降,有"欲降先升"之妙。

☞ 泽泻功:肾主水液,肾虚气化失职则浊阴不降,故用泽泻泻肾浊以助肉苁蓉等补肾。又泽泻功主利小便,"利小便而实大便",这有悖本方通大便之旨,故其用量宜小。

麻子仁丸 (《伤寒论》)

方剂歌诀

新编:麻子仁丸杏芍黄,枳朴蜜丸脾约方,土燥津枯便难解,润肠泻热功效良。
前编:麻子仁丸治脾约,枳朴大黄麻杏芍,土燥津枯便难解,肠润热泻诸症却。

方解与证治

君:麻子仁二升——润肠通便
臣:杏仁一升——助麻子仁润肠通便,又降肺气
　　(白)芍药半斤——养阴和里
佐:大黄一斤、炙枳实半斤、炙厚朴一尺——行气通便,轻泻燥热
佐使:蜂蜜——助麻子仁、杏仁润肠,兼调和诸药

}润肠泻热,行气通便

➡脾约证(胃有燥热,脾受约束,不能为胃行其津液,津液不得四布,但输膀胱;又燥热伤津,肠道失于濡润)

➡大便干结,小便频数。

☞ **用法特点**:饮服十丸;渐加,以知为度:如梧桐子大 10 蜜丸用量较小,服后不知,再渐加用量,其意在于减缓方中大黄、枳实、厚朴泻下之力,防过下伤津,若大便得解则停后服。

☞ **脾约**:指脾的运化功能被约束之意,非脾弱。因胃有燥热,致脾运化受阻,则脾不能为胃行其津液,胃燥津伤,肠失濡润。

☞ **降肺气**:肺与大肠相表里,方中杏仁味苦可降肺气以助通畅肠腑,促进排便。

☞ **组成特点**:本方可看作由小承气汤加火麻仁、杏仁、芍药、蜂蜜而成。

☞ **类方**:《杨氏家藏方》卷 4 五仁丸:由桃仁、炒杏仁、柏子仁、松子仁、炒郁李仁、陈皮组成,主治津枯肠燥便秘。

第四节　逐水剂

十枣汤　（《伤寒论》）

方剂歌诀

新编:十枣逐水力不差,芫花戟遂捣散佳,体实悬饮水泛溢,平旦温服效更佳。

前编:十枣逐水效力佳,大戟甘遂与芫花;控涎丹用遂戟芥,攻涤痰涎力不差。

方解与证治

君:芫花 等分 —— 逐胸胁之水
臣:大戟 等分 —— 逐脏腑之水
　　甘遂 等分 —— 逐经隧之水
佐:大枣 十枚 —— 护胃和中,缓制君、臣药峻烈毒性,又培土制水,使下不伤正

攻逐水饮 →

① 悬饮(水饮壅盛于内,停聚于胁下,肺气不利) → 咳唾胸胁引痛,或胸背掣痛不得息,脉沉弦。

② 实水(泛溢于肢体,气机受阻) → 一身悉肿,尤以身半以下为重,腹胀喘满,二便不利。

☞ **十枣汤**:本方虽以"汤"命名,但实为散剂,是以十枚大枣煎汤送服甘遂、大戟、芫花等分混合的药末(宜从小剂量 0.5～1 g 开始,每日 1 次)。现代多将药末装胶囊服用,故也可不用大枣煎汤送服。

☞ **用法特点**:① 平旦服:平旦即平明,指凌晨 3～5 时(空腹),即黎明(日出)前,此

时服药可借助阳气的升发,从而有利于药物迅速布散,并减轻药物对胃的刺激。

② 糜粥自养:甘遂、大戟、芫花均力峻而有毒,服后易伤胃气。用稀烂之粥调养,意在下后以谷气养胃,胃气得充,则邪祛正不伤,而饮不复作。

☞ 类方:①《丹溪心法》卷3十枣丸:本方剂型改为丸剂,攻逐力缓,用于病轻或体弱者。②《三因极一病证方论》卷13控涎丹(又名妙应丸):由甘遂、大戟、白芥子组成,长于祛痰逐饮,主治痰涎水饮停于胸膈。③《金匮要略》甘遂半夏丸:由甘遂、半夏、芍药、炙甘草组成,主治留饮,心下坚满者。

舟车丸 　(《太平圣惠方》,录自《袖珍方》卷3)

方剂歌诀

新编:舟车芫戟遂大黄,牵牛木香与槟榔,青皮陈皮轻粉入,泻水消胀力量强。

前编:舟车牵牛及大黄,遂戟芫花槟木香,青皮橘皮轻粉入,泻水消胀力量强。

方解与证治

君:醋芫花一两、醋大戟一两、甘遂一两——攻逐水饮

臣:大黄二两、牵牛子一两——泻热通便,牵牛子又利尿,共助君药逐水 ⎫

佐:木香五钱、槟榔五钱、青皮五钱、陈皮五钱——行气化水 ⎬ 行气逐水

　　轻粉一钱——通利二便助君、臣药逐水退肿 ⎭

➡水热内壅,气机阻滞证(饮食不节,劳倦内伤,脏腑功能失调,水湿内停,泛溢肌肤,壅滞气机,郁而化热)

➡水肿,腹大坚满,口渴气粗,二便不利,脉沉实有力。

··········超 级 链 接··········

☞ **舟车:**本方证病情至重,宜用急攻。服用本方,可使水热壅实之邪,犹如顺流之舟,下坡之车,顺势而下,故曰"舟车"。

☞ **行气:**气之与水,气可化水,水可阻气。水停则气滞,气滞则水聚。故本方在攻逐水饮同时,又配青皮、陈皮、木香、槟榔等行气之品,使气行则水行,增攻逐之力。

第五节　攻补兼施剂

黄龙汤 　(《伤寒六书》卷3)

方剂歌诀

新编:黄龙大黄硝参归,枳朴桔草枣姜随,阳明腑实气血弱,便通热泻气血回。

前编:黄龙汤枳朴硝黄,参归桔草枣生姜,阳明腑实气血弱,通便不碍气血伤。

主:大黄、芒硝——泻热通便,芒硝又软坚润燥
　　人参、当归——益气养血
次:枳实、厚朴——行气除满
　　桔梗——开肺气,通肠腑　　　　　　　泻热通便,益气养血
　　甘草、大枣、生姜——补益脾胃,甘草兼调药

➡ 阳明腑实,气血不足证[温病热邪内结阳明,腑气不通,(误治)损及气血。或素体气血不足,复受邪而成阳明腑实]

➡ 大便秘结,或自利清水,脘腹胀满,腹痛拒按,身热口渴,体倦少气,舌苔焦黄或焦黑,脉虚。

超 级 链 接

☞ **黄龙:**黄龙为中央本神。喻本方泻下泄热通便之功,犹如黄龙兴云作雨以润燥土之意。

☞ **桔梗功:**肺与大肠相表里,桔梗开宣肺气可通导肠腑,有助于里实下行,又与大承气汤相配,亦寓"欲降先升"之蕴意。

☞ **组成特点:**本方可看作由大承气汤加人参、当归、甘草、桔梗、生姜、大枣而成。

☞ **类方:**《温病条辨》卷2新加黄龙汤:本方少枳实、厚朴、桔梗、大枣,多生地黄、玄参、麦冬、海参,攻下之力较缓,而滋阴增液之力较强,用治热结较轻而气阴亏甚者。

增液承气汤 (《温病条辨》卷2)

方剂歌诀

新编:增液承气汤玄参,麦地芒硝大黄存,温病阴亏实热结,养阴泻热肠道润。
前编:增液承气玄地冬,更加硝黄力量雄,温病阴亏实热结,养阴泻热肠道通。

方解与证治

主:玄参一两、麦冬八钱、生地黄八钱——滋阴润燥,增液通便
次:芒硝一钱五分、大黄三钱——泻热通便,芒硝又软坚润燥　　滋阴增液,泻热通便

➡ 热结阴亏证(阳明温病,热结胃肠,津液受灼;或素体阴液亏损,又患温病,阴津大伤,肠道失濡,传导失常)

➡ 大便秘结,口干唇燥,舌苔黄,脉细数。

☞ **组成特点:**本方可看作由增液汤(玄参、生地黄、麦冬)合调胃承气汤去甘草而成。

☞ **类方:**《温疫论》卷上承气养荣汤:由生地黄、当归、白芍、知母、大黄、枳实、厚朴(即小承气汤合四物汤加减),主治温病邪伤阴血,热结气滞证。

(刘华东　朱益敏　南淑玲)

第三章 和解剂

【定义】 具有和解少阳、调和肝脾、调和肠胃、截疟等作用,治疗伤寒邪在少阳、肝脾不调、肠胃失和、疟疾等病证的方剂,称为和解剂。

【分类】 据病性不同,分为和解少阳(治伤寒少阳证)、调和肝脾(治肝脾不调证)、调和肠胃(治肠胃不和证)、治疟(治疟疾)剂四类。

【配伍】 常将解表药与清里药、疏肝理气药与健脾药、辛温药与苦寒药、截疟药与行气燥湿化痰药以及祛邪药与扶正药等相配。

【使用注意】 ① 邪在肌表,未入少阳,或邪已入里,阳明热盛者,均不宜用。② 辨清表里、虚实、寒热、气血之多少,合理配伍药物。

超级链接

☞ **和解剂**:"和解"一词出自《伤寒明理论》论析小柴胡汤,云:"其于不外不内,半表半里,既非发汗所宜,又非吐下所对,是当和解则可矣",是谓狭义和解。后世引申其义,如《成方便读》云:"和者,和其不和也;解者,解化之使之不争而协其平者也",是谓广义和解。本章所涉为由狭义和解延伸的广义和解中一部分,主要体现八法中"和法"的应用。

☞ **疟疾**:为邪踞膜原之半表半里,故有"疟不离少阳"之说,多以寒热往来,发有定时为主证。但须明确,疟疾证候较多,非和解一途所能赅括。

☞ **祛邪药配扶正药**:邪盛正虚,正不胜邪,若仅祛邪则更伤正,若仅扶正则更助邪,此时唯有祛邪与扶正并用之法,但需根据邪盛与正虚的程度,决定祛邪药与扶正药的多寡。如小柴胡汤用柴胡、黄芩配人参、甘草等。

第一节 和解少阳剂

小柴胡汤 (《伤寒论》)

方剂歌诀

新编:小柴胡汤和解功,黄芩半夏生姜从,人参草枣助正气,少阳为病此方宗。

前编:小柴胡汤和解功,半夏人参甘草从,更用黄芩生姜枣,少阳为病此方宗。

方解与证治

君:柴胡半斤——散半表之邪,疏气机
臣:黄芩三两——清半里之邪,泻胆热
佐:半夏半升、生姜三两——和胃降逆止呕
　　人参三两、炙甘草三两、大枣十二枚——扶正祛邪,实里以防邪入
使:炙甘草——调和诸药

（和解少阳）

➡伤寒少阳证(邪犯少阳,正邪交争于半表半里,少阳经气不利,胆热犯胃)

➡往来寒热,胸胁苦满,心烦喜呕,默默不欲饮食,口苦,咽干,苔白,脉弦。亦治妇人热入血室,或疟疾、黄疸及内伤杂病而见少阳证者。

超级链接

☞ **往来寒热**:指恶寒与发热交替发作,多发无定时。本方证因邪入少阳,居半表半里,邪正分争,邪胜则寒,正胜则热,故往来寒热。

☞ **热入血室**:指妇人经水适来,感受风寒后,邪化热内陷血室(子宫),与血相搏而出现的病证,症见寒热往来,胸胁苦满,昼日明了,暮则谵语,如见鬼状等。

☞ **黄疸及内伤杂病**:方中柴胡亦可疏理气机、黄芩亦可清泻胆热,故本方可用于黄疸及内伤杂病属胆热犯胃,胃虚气逆者。

☞ **半表半里**:本方证之病位。《伤寒论》认为少阳位于太阳(表)、阳明(里)之间或由阳(表)入阴(里)之枢,若邪犯少阳,则病在半表半里。

☞ **和解少阳**:邪在少阳半表半里,非汗、下所宜,宜用和解一法。方主柴胡升散透邪,辅黄芩降泄清热,二者配伍,为和解少阳的固定组合,但偏于透半表之邪。

☞ **半夏配生姜**:半夏畏生姜,生姜杀半夏毒,二者配伍,可增化痰散饮,和胃降逆之功,并使半夏毒不伤正。二者组方,即小半夏汤,《金匮要略》治"心下有支饮"之"呕家"。

☞ **用法特点**:去滓,再煎:使药性调和,药性和缓而持久,切合和解之法。另使得药量变少,可减轻药液对胃的刺激,以针对"喜呕"。

☞ **实里以防邪入**:邪在半表半里,极易再传入里,故方用人参、甘草、大枣扶正实里以御邪内传。

☞ **战汗**:服用本方后,因"上焦得通,津液得下,胃气因和",可见先寒战后发热而汗出之"战汗",此属正气来复,祛邪外出之征。

☞ **但见一证便是,不必悉具:**此一证当指少阳病主证之一,《伤寒论》中主涉往来寒热、胸胁苦满、心烦喜呕等,谓有其一证即可使用小柴胡汤,不必每证都出现。

☞ **配伍特点:**以祛邪为主,兼顾正气;以少阳为主,兼和胃气。

☞ **类方:**《伤寒论》柴桂干姜汤:由柴胡、桂枝、干姜、天花粉、黄芩、牡蛎、炙甘草组成,主治兼有内饮者。

大柴胡汤 （《金匮要略》）

方剂歌诀

新编:大柴胡汤芩大黄,枳芍枣夏与生姜,少阳阳明同合病,和解攻下效无双。

前编:大柴胡汤用大黄,枳芩夏芍枣生姜,少阳阳明同合病,和解攻里效无双。

方解与证治

君:柴胡半斤————发散半表之邪,又疏理气机

臣:黄芩三两————清泄半里之邪,泻胆热

　　大黄二两、枳实四枚————内泻热结,枳实又行气 ｝和解少阳,内泻热结

佐:(白)芍药三两、大枣十二枚————缓急止痛,大枣兼调药(使)

　　半夏半升、生姜五两————降逆止呕

➡ 少阳阳明合病(邪犯少阳,胆热偏盛,胃失和降;邪传阳明,化热成实,肠腑气机受阻)

➡ 往来寒热,胸胁苦满,心下满痛或痞硬,呕不止,便秘,苔黄,脉弦数。

超级链接

☞ **少阳阳明合病:**指伤寒少阳、阳明同时受邪发病。若伤寒少阳证未罢,复现邪入阳明之病证,则称少阳阳明并病。

☞ **少阳禁下:**少阳证邪在半表半里,若但施以下法,虚其里则极易引邪内陷。本证少阳阳明合病,应和解与泻下并用。方中柴胡用量远大于大黄,其义重在和解,缓用泻下,故不违背少阳禁下之旨。

☞ **组成特点:**本方可看作由小柴胡汤合小承气汤去人参、甘草、厚朴,加芍药而成。

蒿芩清胆汤 （《重订通俗伤寒论》）

方剂歌诀

新编:蒿芩清胆夏竹茹,枳壳陈苓加碧玉,寒轻热重痰挟湿,胸闷呕恶总能除。

前编:蒿芩清胆枳竹茹,陈夏茯苓加碧玉,热重寒轻痰挟湿,胸痞呕恶总能除。

君:青蒿_{钱半至二钱}、黄芩_{钱半至三钱}——透少阳之邪,清少阳湿热 ⎫
臣:半夏_{钱半}、竹茹_{三钱}——清化痰浊,降逆止呕 ⎬ 清胆利湿,
佐:生枳壳_{钱半}、陈皮_{钱半}——调畅气机 ⎭ 和胃化痰
　　赤茯苓_{三钱}、碧玉散_{三钱}——清利湿热

➡ 少阳湿热痰浊证(湿热郁遏少阳,气机不畅,胆火犯胃,湿热痰浊中阻,胃失和降)
➡ 寒热如疟,寒轻热重,口苦胸闷,吐酸苦水,舌红苔腻,脉弦滑数。

超 级 链 接

☞ **热重寒轻**:本方证因邪郁少阳,正邪分争,少阳枢机不利,胆热偏盛所致。邪胜则寒,正胜则热,故本方较小柴胡汤少人参、甘草、大枣之匡正。

☞ **青蒿配黄芩**:青蒿苦辛寒,凉性甚于柴胡,能清透半表半里之邪热,且可芳香化湿辟秽。与黄芩相配,为和解少阳的固定组合,但偏于清半里之邪。

☞ **半夏配竹茹**:半夏辛温,燥湿化痰,降逆止呕;竹茹甘凉,清热化痰,除烦止呕。二者配伍,可增化痰止呕之效。

☞ **碧玉散**:出自《黄帝素问宣明论方》卷10,由滑石、甘草、青黛组成,主治暑湿证兼肝胆郁热者。

第二节　调和肝脾剂

四逆散 　(《伤寒论》)

方剂歌诀

前编:四逆散里用柴胡,芍药枳实甘草须,此是阳郁成厥逆,疏和抑郁厥自除。

方解与证治

君:柴胡_{十分}——透邪解郁 ⎫
臣:(白)芍药_{十分}——柔肝养血, ⎮
　　　　　　　　　缓急止痛 ⎮ 透
佐:枳实_{十分}——行气破结,合柴胡升 ⎮ 邪
　　　　　　降调畅气机,合芍药 ⎬ 解
　　　　　　理气和血止痛 ⎮ 郁,
佐使:炙甘草_{十分}——益气补脾, ⎮ 调
　　　　　　　　调和诸药 ⎭ 肝理脾

① 伤寒阳郁厥逆证(伤寒外邪入里,郁遏气机,肝失疏泄,清阳不达四末)➡ 手足不温,脉弦。

② 肝脾不调证(肝气不舒,犯及中土,脾滞不运,肝脾不和)➡ 胁肋胀闷,脘腹疼痛,脉弦。

☞ **四逆**:指四肢厥逆、逆冷(即手足不温),为手足自指、趾端向上逆而不温。

☞ **阳郁厥逆**:本方证因外邪传经入里,气机失疏,阳气内郁,不得外达四末所致,为热厥轻证,故手足不温较轻,冷不过腕、踝或仅指、趾不温。

☞ **调肝理脾**:方中柴胡疏肝解郁助肝用,芍药养血柔肝补肝体,二者合以调肝;枳实理气行滞,甘草益气补脾,二者合以理脾。

☞ **用量特点**:本方为散,每服方寸匕(约1g),用量较小,意在疏解升阳,散邪救逆。

☞ **类方**:《金匮要略》枳实芍药散:由枳实、芍药组成,主治产后腹痛,烦满不得卧者。

逍遥散 (《太平惠民和剂局方》)

方剂歌诀

新编:逍遥散用柴归芍,术苓甘草加姜薄,疏肝养血又健脾,胁痛不作月经调。

前编:逍遥散用当归芍,柴苓术草加姜薄,疏肝养血兼理脾,加入丹栀热能排。

方解与证治

君:柴胡 —两——疏肝解郁

臣:炒当归 —两、白芍 —两——养血柔肝

佐:白术 —两、茯苓 —两、炙甘草 半两——益气健脾助运 ⎫
　　烧生姜 —块——温胃和中　　　　　　　　　　　　 ⎬ 疏肝解郁,健脾养血
　　薄荷 少许——助柴胡疏肝解郁,且散郁热　　　　 ⎭

➡ 肝郁血虚脾弱证(肝气郁结,失其条达,木郁犯土,脾运失常。或脾虚化源不足,肝体失养,肝失疏泄)

➡ 两胁作痛,神疲食少,或伴月经不调,乳房作胀,脉弦而虚。

☞ **肝郁血虚脾弱**:肝藏血,肝失调达,必耗阴血;血虚不能养肝,肝失柔而显刚之性。脾为气血生化之源,脾虚可致肝血不足;肝不条达,木郁克土,可致脾虚失运。

☞ **药物炮制**:烧生姜:"汗血同源",汗为津液所化;"津血同源",津液与血均有赖脾胃运化之水谷精微。生姜辛温发汗,不利于补血,而烧制后功主入里温胃和中,可助后天生化。

☞ 类方：①《内科摘要》卷下加味逍遥散（又名丹栀逍遥散）：本方加牡丹皮、栀子，主治肝郁化热较甚者。②《医宗己任编》卷1黑逍遥散：本方加熟地黄，主治血虚较甚者。③《医方一盘珠》卷5加味逍遥散：本方加香附、牡丹皮、黄芩、夏枯草、天葵子，专治女子月经不调，而成瘰疬者。④《保婴撮要》卷1抑肝散：本方去白芍、烧生姜、薄荷，加川芎、钩藤，功兼清热解痉。⑤《金匮要略》当归芍药散：由当归、川芎、芍药、泽泻、茯苓、白术组成，主治肝血不足，脾虚湿停证。

痛泻要方　（《丹溪心法》卷2）

方剂歌诀

新编：痛泻要方白术芍，陈皮防风煎丸酌，补土泻木理肝脾，若作食伤医便错。
前编：痛泻要方陈皮芍，防风白术煎丸酌，补土泻木理肝脾，若作食伤医便错。

方解与证治

君：炒白术 三两 —— 补脾燥湿止泻
臣：炒白芍 二两 —— 柔肝缓急止痛　　　　　　补脾柔肝，祛湿止泻
佐：炒陈皮 两半 —— 理气醒脾
佐使：防风 一两 —— 升阳止泻，理气疏郁，兼引药入脾经

➡ 脾虚肝郁之泄泻（脾气虚弱，失其健运，土虚木乘，肝脾失和，升降失常）
➡ 肠鸣腹痛，大便泄泻，泻必腹痛，泻后痛缓，舌苔薄白，脉左弦而右缓。

超级链接

☞ 痛泻：指泻必腹痛。泻责之脾不运，痛责之肝不疏，本方证因土虚木乘所致，故泻而痛不减，或止而复现。

☞ 煎丸酌：指本方可根据病情，斟酌使用煎丸，即病势甚者水煎服，病势缓者作丸服。

☞ 食伤：指伤食痛泻。伤食腹痛，得泻痛减，大便酸臭，病情趋缓。若食伤腹痛不宜但用本方施治。

☞ 防风功：味辛散肝郁，顺肝木生发之气，合白芍以调肝止痛；气香入脾，性浮升阳，助脾土升清之力，合白术以胜湿止泻。

☞ 类方：《寿世保元》卷3香砂平胃散：由苍术、陈皮、姜厚朴、炒白术、茯苓、姜半夏、砂仁、炒香附、炒神曲、炒白芍、炙甘草（生姜）组成，治食伤泄泻。

第三节 调和肠胃剂

半夏泻心汤 （《伤寒论》）

方剂歌诀

前编:半夏泻心配连芩,干姜草枣人参行,辛苦甘温消虚痞,治在降阳与和阴。

方解与证治

君:半夏_{半升}——散结除痞,降逆止呕

臣:黄连_{一两}、黄芩_{三两}——降泄除热 ⎫ 寒热平调,
干姜_{三两}——温中散寒 ⎬ 散结除痞

佐:炙甘草_{三两}、大枣_{十二枚}、人参_{三两}——益气补虚,甘草兼调药(使) ⎭

➡寒热错杂之虚痞(邪在少阳,误用攻下,损伤中阳,寒从中生,外邪乘虚内陷;寒热互结,气机阻滞,脾胃失和,升降失常)

➡心下痞满,或呕吐,肠鸣下利,苔腻微黄。

超级链接

☞ **泻心:**泻,即泻邪;心,又称心下,指胃脘部或其周围。

☞ **虚痞:**以中虚为基础,因气机阻塞不通,但满而不痛,按之濡软,有别于满而硬痛之结胸。

☞ **降阳与和阴:**指方配黄连、黄芩苦寒泄热以降阳,干姜辛热散寒以和阴。

☞ **辛开苦降:**无形之邪,阻滞气机,用半夏、干姜之辛以开结,黄连、黄芩之苦以降泄,二者配伍,可使气之升降复常。

☞ **塞因塞用:**方中人参、甘草、大枣甘温益气健脾,脾气旺则运化自复,助半夏等药以消痞,却无增满之虞,体现"塞因塞用"治法。

☞ **组成特点:**本方可看作由小柴胡汤去柴胡、生姜,加黄连、干姜而成。

☞ **配伍特点:**寒热并用和阴阳,苦辛同进复升降,补泻兼施调虚实。

☞ **类方:**①《伤寒论》生姜泻心汤:本方减干姜量,加生姜,温胃止呕力强,兼宣散水气。②《伤寒论》甘草泻心汤:本方增甘草量,补虚益胃力较强。③《伤寒论》黄连汤:本方增黄连量,去黄芩加桂枝而成,主治上热下寒,腹痛欲呕者。④《伤寒论》附子泻心汤:由大黄、黄连、黄芩、炮附子组成,治心下痞,而复恶寒、汗出者。

第四节　治疟剂

柴胡达原饮 （《重订通俗伤寒论》）

方剂歌诀

新编：柴胡达原用黄芩，厚朴草果青皮槟，枳桔荷梗与甘草，邪阻膜原痰湿停。

前编：柴胡达原槟朴果，更加芩草枳壳和，青皮桔梗荷叶柄，豁痰宽胸截疟疴。

方解与证治

主：柴胡钱半——透表解热，疏膜原气机

　　黄芩钱半——清热泻火，泄膜原郁热

　　厚朴钱半、草果六分——燥湿化痰，辟秽畅中，
　　　　　　　　　　　　　草果又可截疟

次：青皮钱半、槟榔二钱——下气破结，疏利下焦

　　生枳壳钱半、桔梗二钱——升降气机，宣开上焦

　　荷叶梗五寸——透邪宽胸

　　炙甘草七争——和中调药

　透达膜原，祛痰化湿

➡瘟疫痰湿阻于膜原证(温疫秽浊毒邪自口鼻深入膜原半表半里，邪正相争；三焦气机不畅，水液输布失调，积湿聚痰，郁而化热)

➡间日发疟，发有定时，胸膈满闷，心烦，舌苔粗如积粉，扪之糙涩，脉弦。

超级链接

☞ 达原：即开达膜原。指方配厚朴、草果、槟榔等使秽浊得化，痰湿得去；配青皮、枳壳、荷梗等使气机得畅，阴津自复，则邪气溃散，速离膜原。

☞ 膜原：现多指膈膜，即膈下腹腔脏腑之膜，外通肌腠，内近肠胃，为三焦之门户，居一身半表半里之处。

☞ 类方：《温疫论》上卷达原饮：由槟榔、厚朴、草果、知母、芍药、黄芩、甘草组成，主治温疫或疟疾初起。

（刘华东　张卫华）

第四章　清热剂

【定义】　多以清热药为主组成,具有清热、泻火、凉血、解毒等作用,治疗里热证的方剂,统称清热剂。

【分类】　据里热所处阶段、脏腑及虚实的不同,常分为清气分热(治热在气分证)、清营凉血(治热入营血证)、清热解毒(治热毒炽盛证)、气血两清(治气血两燔证)、清脏腑热(治脏腑热盛证)、清虚热(治正虚邪热证)剂六类。

【配伍】　常配益气生津、滋养阴血、和中养胃、活血散瘀、升散郁火、通泄二便、疏理气机、固表止汗等药。

【使用注意】　① 辨别有无兼杂表邪,或里热结实。② 辨清热证的虚实、病位、轻重及真假。③ 不宜多服、久服,以防寒凉败胃或伤阳。④ 酌情配伍"反佐"药或用热服法,以防热重拒药。

超级链接

☞ **清热剂**:指清除里热之邪的方剂,依"热者寒之"、"温者清之"等理论立法,主要体现八法中"清法"的应用。

☞ **温、热、火邪**:三者均属阳邪,热渐为温,热极为火,其区别只是程度不同,常统称为热邪。

☞ **卫、气、营、血分证**:卫分证为表热证,气、营、血分证皆为里热证。气分证见热盛津伤气耗表现,但无神志失常;营分证见热灼营阴表现,且有轻微神志失常;血分证见出血、血瘀表现,并有明显神志失常。

☞ **配养阴生津药**:热灼阴伤,迫津外泄;阴虚化热,更损阴津,故清热剂中常配养阴生津药(或配具有养阴生津作用的清热药,如知母),补益耗损之阴津,以达益阴配阳。如竹叶石膏汤中用麦冬等。

第一节　清气分热剂

白虎汤 （《伤寒论》）

方剂歌诀

新编:白虎汤中有膏知,甘草粳米四般施,大热汗渴脉洪大,清热生津法相宜。

前编:白虎汤清气分热,石膏知母草米协,热渴汗出兼气虚,白虎加参最相宜。

君:石膏一斤——清热泻火

臣:知母六两——助石膏清热,滋阴生津

佐:炙甘草二两——益胃护津,防石膏、
粳米六合——知母性寒伤中

使:炙甘草——调和诸药

}清热
生津

阳明气分热盛证
(伤寒表邪化热内传
阳明经,或温邪由卫
及气,里热炽盛,耗
损津液,迫津外泄)

→

身大热,
口大渴,
大汗出,
脉洪大
有力。

超级链接

☞ **白虎**:西方金神也,应秋而归肺。暑暍之气,得秋而止,以白虎名之,谓能止热也。

☞ **阳明经证**:指无形热邪内传阳明经,尚未与阳明腑有形积滞相搏成实,此时热
虽盛但无腑实便秘。

☞ **四大**:即大热、大汗、大渴,脉洪大,为本方证治要点,但临床上不一定同见。

☞ **石膏配知母**:重用石膏为君,辛寒外解、内清邪热(胃),甘寒生津止渴;知母为
臣,苦寒泻火(肺),质润滋燥养阴。二者相须为用,清热生津之力强。

☞ **类方**:①《伤寒论》白虎加人参汤:本方加人参,功兼益气生津,主治兼气津两伤
者。②《类证活人书》卷18白虎加苍术汤:本方加苍术,功兼祛湿,主治湿温病。
③《金匮要略》白虎加桂枝汤:本方加桂枝,功兼通络、和营卫,主治温疟及风湿热痹。

竹叶石膏汤 (《伤寒论》)

方剂歌诀

前编:竹叶石膏汤人参,麦冬半夏甘草承,再加粳米同煎服,清热益气津自生。

方解与证治

君:竹叶二把、石膏一斤——清热除烦

臣:人参二两——益气生津
麦冬一升——养阴生津

佐:半夏半升——和胃降逆

佐使:炙甘草二两、粳米半升——益气和中,甘草兼调药

}清热生津,益气和胃

→热病后期,余热未清,气津两伤证(伤寒、温热、暑病等热后期,高热已退,余热留
恋气分,气津耗损,又胃失和降)

→身热多汗,气逆欲呕,口干喜饮,舌红苔少,脉虚数。

☞ **清补之方**：本方证为余热未清，气津两伤，故用石膏、竹叶清余热，人参、麦冬、粳米、甘草、半夏补气津，兼和胃气，遂成清补两顾之方。

☞ **用量特点**：配少量温燥半夏，入清热生津药中，制性而存降逆之用，并使补而不滞；余热虽不高，但不易退尽，故重用石膏以退热，但以养阴益气之药和之。

☞ **组成特点**：本方可看作由白虎汤去知母，加人参、竹叶、麦冬、半夏而成。

第二节　清营凉血剂

清营汤　（《温病条辨》卷1）

方剂歌诀

新编：清营汤中犀地玄，麦丹银翘竹叶连，邪入营分夜烦热，清营养阴诸症痊。

前编：清营汤治热传营，身热躁渴眠不宁，犀地银翘玄连竹，丹麦清热更护阴。

方解与证治

君：犀角三钱——清营解毒

臣：生地黄五钱、玄参三钱、麦冬三钱——养阴清热

佐：丹参二钱——活血散瘀，防热与血结

　　金银花三钱、连翘二钱——清热解毒，透热转气　｝清营解毒，透热养阴

　　竹叶一钱、黄连一钱五分——清心泻火

➡ 热入营分证（邪热内传入营，伏于阴分，耗伤营阴，上扰心神，或损及血络）

➡ 身热夜甚，神烦少寐，时有谵语，目常喜开或喜闭，口不渴或口渴，或伴斑疹隐隐，舌绛而干，脉细数。

☞ **口不渴或口渴**：热入营分，蒸腾营阴上承，故口不渴；邪热逆传心包，耗伤阴血，或气分热邪未尽，热盛津伤，故口渴。

☞ **斑疹瘾疹**：斑者，点大成片，色红或紫，摸之不碍手；疹者，形如粟米，色红或紫，多高出皮肤，摸之碍手。本方证因热邪初入营分，轻伤血络，发于肌肤，故斑疹出而不显。

☞ **目常喜开或喜闭**:目为肝之窍,心之使。热邪欲从外泄,故目喜开;阴血不足以养神魂,故目喜闭。

☞ **谵语**:指病人神志不清,胡言乱语,声高有力,属实证。其与郑声有别,郑声指病人神志不清,语言重复,时断时续,语声低弱模糊,属虚证。

☞ **犀角**:今以水牛角代之。水牛角功同犀角,但力逊之,常用量15～30克,镑片先煎。

☞ **透热转气**:是治热性病时,使营分热邪向气分透达,冀从气分而解的方法。方中配伍气分之品银花、连翘清热解毒,透热于外,促邪外解。

☞ **热与血结**:指热及血分,耗伤津液,致血滞不行而成瘀热。方中配血分之品丹参凉血活血,可防热与血结。

犀角地黄汤(原名芍药地黄汤) 《小品方》,录自《外台秘要》卷2)

方剂歌诀

新编:犀角地黄配芍丹,血瘀胃热外生斑,神昏谵语吐衄血,凉血散血皆可安。
前编:犀角地黄芍药丹,血升胃热火邪干,斑黄阳毒皆可治,热入营血服之安。

方解与证治

君:犀角一两——凉血清心解毒
臣:鲜地黄半斤——助犀角清热凉血,并能止血 }清热解毒,凉血散瘀
佐:(赤)芍药三两、牡丹皮一两——清热凉血,活血散瘀

➡**热入血分证**(温热之邪内传入血,迫血妄行,伤及血络,血溢脉外;络伤血溢,血离经脉,又热与血结,热耗血稠,瘀蓄内停;热邪扰动,心神受困)

➡身热谵语,吐血、衄血、便血、溲血,斑色紫黑,或喜忘如狂,漱水不欲咽,大便色黑易解,舌绛起刺,脉细数。

超级链接

☞ **凉血散血**:热"入血就恐耗血动血",而热与血结、热迫血溢均可致瘀,且寒凉药也可致血行不畅,故须凉血兼立散血之法,故方用犀角、地黄凉血,配芍药、丹皮散血。

☞ **斑黄阳毒**:指发斑、黄疸、阳毒。因阳明胃热盛极,热毒深入血分,迫血妄行,外溢肌肤,上溢头面所致。

☞ **地黄**:依据炮制方法在药材上常分为鲜地黄、干地黄和熟地黄。鲜地黄,性寒,微苦微甘,功专清热凉血止血;干地黄(即生地黄,将鲜地黄烘干或晒干即得),性凉,微苦微甘,功主滋阴血,清虚热;熟地黄(将鲜地黄以酒、砂仁、陈皮为辅料经反复蒸晒而成),性温,甘而不苦,功专滋阴补肾。在唐宋以前的医籍中,所记载的生地黄为今之鲜地黄。

☞ **漱水不欲咽**:热入血分,热盛于内,故漱水;邪居阴分,热蒸阴液上潮,故不欲咽。

☞ **大便色黑易解**:热入血分,血为热迫,下溢肠间而使肠润,又血溢脉外则色变黑,故大便色黑易解。

第三节　清热解毒剂

黄连解毒汤　（方出《肘后备急方》卷12,名见《外台秘要》卷1引《崔氏方》）

方剂歌诀

前编:黄连解毒柏芩栀,热势猖狂不可持,一切火邪充上下,躁烦吐衄急宜施。

方解与证治

主:黄连_{三两}——泻心火,又泻中焦之火
次:黄柏_{二两}——泻下焦之火
　　黄芩_{二两}——清上焦之火 }泻火解毒
　　栀子_{十四枚}——通泻三焦之火,导热下行

➡三焦火毒证(邪热内壅,热甚化火成毒,火毒充斥三焦,阴津耗伤,上扰心神,或壅滞肌肉,或伤及血络,或熏蒸肝胆,或下迫大肠)

➡大热烦躁,口燥咽干,错语不眠,或伴吐血、衄血、发斑、下痢、黄疸、痈疡,舌红苔黄,脉数有力。

超级链接

☞ **错语**:指病人神志清醒,言语错乱,语后自知言错。本方适用于大便通利而错语者。若便秘而错语者,宜(合)用大承气汤治之。

☞ **苦寒直折**:一种治法。意即苦以降泄,寒以清凉,直折亢火,使之下泻,常被用于火毒热盛证。本方为苦寒直折的代表方,方用三黄、栀子迅泻火毒以救阴。

☞ **苦寒伤胃**:胃喜润而恶燥,主受纳腐熟水谷。苦寒泻火,易伤胃阳;苦性燥,易伤胃阴,故久服、多服苦寒之品极易损伤胃土,须中病即止。

☞ **类方**:《金匮要略》泻心汤:由大黄、黄连、黄芩组成,功兼通腑泄热。

普济消毒饮（原名普济消毒饮子） 《东垣试效方》卷9

方剂歌诀

新编：普济消毒酒芩连，薄翘僵蚕蒡勃玄，蓝根桔陈升柴草，大头瘟毒服之痊。

前编：普济消毒蒡芩连，甘桔蓝根勃翘玄，升柴陈薄僵蚕入，大头瘟毒服之痊。

方解与证治

君：酒黄芩五钱、酒黄连五钱——清降热毒

臣：薄荷一钱、连翘一钱、僵蚕七分、牛蒡子一钱——疏散风热，清利咽喉，牛蒡子、连翘又解毒

佐：马勃一钱、玄参二钱、板蓝根一钱——助黄芩、黄连清热解毒，玄参又养阴

桔梗二钱——宣肺利咽

陈皮二钱——理气疏壅

佐使：升麻七分、柴胡七分——疏散风热，寓"火郁发之"之义，引药上行

生甘草二钱——解毒利咽，调和诸药

清热解毒，疏风散邪

➡大头瘟（大头天行）（感受风热疫毒之邪，壅于上焦，发于头面）

➡头面红肿焮痛，恶寒发热，目不能开，咽喉不利，舌燥口渴，舌红苔黄，脉浮数有力。

超级链接

☞ **用法特点**：时时服之，嚼化：均为服药方法。"病在上者，不厌频而少"，意在使药物能较长时间停留于头面部，以便充分发挥药效。

☞ **酒芩连**：指方中黄连、黄芩须酒炒。二者苦寒，性善下行，经酒炒后可借酒性上行，从而快速清解头面部热毒。

☞ **薄荷与人参**：原著述"时毒治验"案时，方中有薄荷而无人参，但在其下列方时，方中却有人参而无薄荷。若改人参，意在补气扶正以助清疏热邪。

☞ **升降同施**：指主降之黄芩、黄连得升麻、柴胡，上行清头面部热毒；主升之升麻、柴胡得黄芩、黄连，不至于升发太过。

☞ **升麻、柴胡功**：对于火毒郁滞者，在泻火解毒的同时，可适当配用升阳散火法以宣散透发，但须防火毒弥散，方配疏散之升麻、柴胡引药上行，兼以火郁发之，然其用量须比黄芩、黄连要小。

凉膈散　（《太平惠民和剂局方》卷6）

方剂歌诀

新编:凉膈散内用连翘,芩栀硝黄薄草饶,竹叶蜜煎疗膈上,中焦燥实服之消。

前编:凉膈硝黄栀子翘,黄芩甘草薄荷饶,竹叶蜜煎疗膈上,中焦燥实服之消。

方解与证治

君:连翘 二斤半 ——清热解毒,透散上焦之热

臣:黄芩 十两 ——清胸膈郁热

　　栀子 十两 ——通泻三焦,引火下行

　　朴硝 二十两 、大黄 二十两 ——泻火通便,荡涤中焦燥热内结

佐:薄荷 十两 ——清头目,利咽喉

　　炙甘草 二十两 ——解毒利咽,缓大黄、芒硝峻烈之性,兼调药(使)

　　竹叶 七片 ——清上焦之热

使:白蜜 少许 ——润肠,助大黄、芒硝泻下之力

〗泻火通便,清上泄下

➡上中二焦火热证(上中二焦火热炽盛,上冲头面,壅聚胸膈,郁而不达,灼伤阴津。或热与糟粕相结,阻于肠中)。

➡烦躁口渴,面赤唇焦,胸膈烦热,口舌生疮,睡卧不宁,谵语狂妄,或咽痛吐衄,便秘溲赤,或大便不畅,舌红苔黄,脉滑数。

超级链接

✍ **用量特点**:连翘味苦微寒,轻清上浮。方中用量独重,意在加强清解上中二焦热毒之力。

✍ **以泻代清**:一种治法。指对上(中)焦火热者,不论其是否兼有肠腑积滞,均可在清热方中配大黄、朴硝等泻下药,以使在上(中)火热随泻而清解。本方可谓以泻代清的代表方,清上与泻下并行,但泻下是为清上而设。

✍ **清下疏利**:指方中连翘、黄芩、栀子清热,大黄、芒硝下热,薄荷、连翘、竹叶散热,栀子、竹叶利热,四者并用,可迅扫胸膈郁热。

仙方活命饮　（《校注妇人良方》卷24）

方剂歌诀

新编:仙方活命银花归,乳没芍陈花粉贝,山甲皂刺芷防草,痈疡初起加酒煨。

前编:仙方活命金银花,防芷归陈穿山甲,贝母花粉兼乳没,草芍皂刺酒煎嘉,一切痈疽能溃破,溃后忌服用勿差。

君：金银花_{三钱}——清热解毒，又芳香透散

臣：当归_{一钱}、乳香_{一钱}、没药_{一钱}、赤芍_{一钱}——活血散瘀，消肿止痛

　　陈皮_{三钱}——理气行滞

佐：天花粉_{一钱}、贝母_{一钱}——清热化痰，散结消肿

　　炙穿山甲_{一钱}、炒皂角刺_{一钱}——活血通经，透脓溃坚

　　白芷_{一钱}、防风_{一钱}——疏风透邪，散结消肿

佐使：甘草_{一钱}——清热解毒，和中调药

　　　酒_{一大碗}——通行血脉，引入病所

}清热解毒，消肿溃坚，活血止痛

➡痈疽疮疡肿毒初起（热毒壅聚，营卫不和，经络阻塞，血瘀气滞，灼津成痰，聚而成形；又风邪袭表，邪正交争）

➡患处红肿焮痛，或身热凛寒，舌苔薄白或微黄，脉数有力。

超级链接

☞ **第一方（首方）**：本方被后世誉为"此疡门开手攻毒之第一方"、"疮症散肿之第一方"、"疡科推为首方"。其意指本方可使痈疽"未成脓者内消，已成脓者即溃"，使用范围广泛；也蕴含痈疡初起应尽早使其消散，以防邪盛成脓、传变之义。

☞ **痈疽**：是一种毒疮，一般浅而大者为痈，有内痈和外痈之分，多属阳证；深而恶者为疽，有有头疽和无头疽之分，多属阴证。

☞ **消、托、补法**：体表疮疡内治法，一般根据疮疡发展过程中的初起、脓成、溃后三期，分别运用消、托、补三法。初期尚未成脓时，用消法使毒邪消散；中期脓成难溃或脓出不畅（或早期即用），用托法（内托或补托）托毒外出；后期正气虚弱，疮口久溃不敛者，用补法恢复正气，促其溃处生肌收敛。

☞ **脓未成者可消，脓已成者可溃**：方配贝母、天花粉、白芷等消肿散结，使脓未成者即消；穿山甲、皂角刺透脓溃坚，使脓已成者即溃。

☞ **乳香配没药**："乳香行气，没药行瘀，二味皆芳香宣窍，通达营卫，为定痛之圣药。"二者相配，活血散瘀，行气通络之功益著。

五味消毒饮　（《医宗金鉴》卷72）

前编：五味消毒疗诸疔，银花野菊蒲公英，紫花地丁天葵子，煎加酒服发汗灵。

主:金银花三钱——清热解毒,消疮散结,又芳宣透邪

次:野菊花一钱二分、蒲公英一钱二分、紫花地丁一钱二分、天葵子一钱二分 ⎫ 清热解毒,
　　　——助金银花解毒消疮 ⎬ 消散疔疮

　无灰酒半盅——通行血脉,引入病所 ⎭

➡疔疮初起(火热毒邪,蕴蒸肌肤,气血凝滞,经脉阻塞)

➡疮形如粟,坚硬根深,状如铁钉,以及痈疡疔肿,红肿热痛,舌红苔黄,脉数。

·········超级链接·········

☞ **疔**:指发病迅速且病情较重的恶性小疮,其疮形如粟,坚硬根深,状如钉丁之状,多发生于颜面和手足等处。

☞ **无灰酒**:黄酒是粮食加酒曲经发酵后酿成。为了中和发酵产生的酸度,或能够较长时间贮藏,古人常在黄酒中加入少许炒石灰,此即加灰酒。故不加石灰的黄酒则称为无灰酒,为黄酒之佳品。

☞ **用法特点**:被盖汗出:意指服药后盖被,助卫温开肌腠,促微微汗出,使毒邪自患处随汗而解。

四妙勇安汤 (方出《验方新编》卷2,名见《中医杂志》[1956,(8):409])

方剂歌诀

新编:四妙勇安金银花,玄参当归甘草加,清热解毒兼活血,脱疽溃腐效堪佳。
前编:四妙勇安用当归,玄参银花甘草随,清热解毒兼活血,脉管炎症此方魁。

方解与证治

主:金银花三两——清热解毒

　玄参三两——泻火解毒,又滋养阴液 ⎫
　　　　　　　　　　　　　　　　　　⎬ 清热解毒,活血止痛
次:当归二两——养血通脉,活血止痛 ⎪

　甘草一两——助主药清热解毒,兼缓急,调药 ⎭

➡脱疽(热毒蕴结,阴血暗耗,气血凝滞,经脉阻塞;火毒内郁,肉腐血败,日久肢端失去濡养;又热扰心神,阴津耗伤)

➡患肢皮肤黯红,微肿灼热,溃烂腐臭,甚则指趾节节脱落,并延及手足背,疼痛剧烈,烦热口渴,舌红,脉数。

☞ **清热解毒配活血**:热毒蕴结日久,凝滞血行,方配金银花、玄参清泻热毒以治本,当归活血以治标,使热毒清而血不结。

☞ **用法特点**:一连十剂;药味不可减少:意指本方方证相应,药用四味,配伍精当,需连续服用,方可永保平安。

☞ **外敷方**:服本方前,"宜用顶大甘草,研极细末,用香麻油调敷",且"要敷极厚,一日一换,不可间断",意在助解毒生肌之力。

☞ **类方**:《辨证录》卷19顾步汤:由牛膝、金钗石斛、金银花、人参、黄芪、当归组成,亦治脱疽,功兼补益气血。

第四节 气血两清剂

清瘟败毒饮 (《疫疹一得》卷下)

方剂歌诀

新编:清瘟败毒膏知芩,黄连栀翘竹叶并,犀地玄芍丹桔草,清热解毒气血清。
前编:清瘟败毒地连芩,丹膏栀草竹叶并,犀角玄翘知芍桔,清热解毒亦滋阴。

方解与证治

主:石膏、知母——清热生津
次:黄芩、黄连、栀子、连翘、竹叶——清热泻火解毒
　　犀角、生地黄、玄参——凉血解毒
　　赤芍、牡丹皮——凉血散瘀　　　　　　　　　　} 清热解毒,凉血泻火
　　桔梗——载药上行
　　甘草——和中调药

➡ 气血两燔证(感受瘟疫热毒之邪,热盛津伤,燔灼营血,迫血妄行,扰乱心神)

➡ 大热渴饮,头痛如劈,干呕狂躁,谵语神昏,或发斑,或吐血、衄血,四肢或抽搐,或厥逆,脉沉数,或沉细而数,或浮大而数,舌绛唇焦。

超级链接

☞ **大、中、小剂**:原方谓生石膏大剂六两至八两,中剂二两至四两,小剂八钱至一两二钱;生地黄大剂六钱至一两,中剂三钱至五钱,小剂二钱至四钱;犀角大剂六钱

至八钱,中剂三钱至四钱,小剂二钱至四钱,小剂一钱至一钱半;黄连大剂四至八钱,中剂二至四钱,小剂一钱至一钱半(余药均无用量)。临证时按病证极重(脉沉细而数)、重(脉沉而数)、轻(脉浮大而数)三型,分别使用大、中、小三剂;还可按照气分热盛、血分热盛、热毒炽盛,分别重用生石膏、生地黄与犀角、黄连。

☞ **组成特点**:本方可看作由白虎汤、黄连解毒汤、犀角地黄汤合方,去粳米、黄柏,加连翘、玄参、桔梗、竹叶而成。

第五节　清脏腑热剂

导赤散 （《小儿药证直诀》卷下）

方剂歌诀

新编:导赤生地与木通,竹叶甘草四味同,心经热盛或移腑,引热同归小便中。

前编:导赤生地与木通,草梢竹叶四味同,口糜淋痛小肠火,引热渗入小便中。

方解与证治

主:生地黄等分——凉血滋阴以制心火

　　木通等分——上清心经之火,下导小肠之热 ｝清心,利水,养阴

次:竹叶——清心除烦,淡渗利窍

　　生甘草梢等分——清热解毒,直达茎中止淋痛

➡心经热盛,或心热下移小肠证(心经有热,循经上炎,灼伤阴液,或下移小肠,波及膀胱)

➡心胸烦热,口渴面赤,意欲冷饮,以及口舌生疮;或小便赤涩刺痛,舌红,脉数。

超级链接

☞ **移腑**:即心热下移小肠。心与小肠相表里,心热可移至小肠,小肠泌浊,将热传至膀胱,膀胱气化失常,故临床常伴见小便赤涩刺痛等症。

☞ **关木通**:现代药学研究证实,关木通含有马兜铃酸,有严重的肾毒性,故临床上不可使用关木通,但可使用不含有马兜铃酸的木通,如毛茛科的川木通。

☞ **生甘草梢**:是甘草根的末梢部分或细根。取其易泻最下之热,直达茎中而止茎痛。现今无分别,统作甘草。

☞ **清心养阴**:本方清心、养阴并举,使清心不伤正,养阴不恋邪,这颇合小儿易寒易热,易虚易实,病变迅速之特点。

☞ **类方**:《太平惠民和剂局方》卷5清心莲子饮:由黄芩、麦冬、地骨皮、车前子、炙甘草、石莲子、茯苓、炙黄芪、人参组成,主治心火偏盛,气阴两虚,湿热下注证。

龙胆泻肝汤 （《太平惠民和剂局方》,录自《医方集解》）

方剂歌诀

新编:龙胆泻肝栀芩柴,木通车前泽泻偕,当归生地甘草合,湿热木火皆能排。

前编:龙胆泻肝栀芩柴,生地车前泽泻偕,木通甘草当归合,肝经湿热力能排。

方解与证治

君:酒龙胆草——泻肝胆实火,利肝胆湿热

臣:酒栀子、黄芩——苦寒泻火,燥湿清热,助龙胆草泻火除湿

佐:柴胡——疏畅肝胆,引经(使)

　　木通、车前子、泽泻——导湿热从水道而去

　　酒当归、酒生地黄——滋养阴血

佐使:生甘草——调和诸药,护胃安中

　清泻肝胆实火,
　清利肝经湿热

➡ ① 肝胆实火上炎证(肝胆实火循经上炎,灼伤经脉) ➡ 头痛(巅顶疼痛)目赤,耳聋,耳肿,胁痛,口苦,溺赤,舌红苔黄,脉弦数有力。

➡ ② 肝经湿热下注证(肝经湿热下注,波及下焦) ➡ 阴肿、阴痒,筋痿阴汗,淋浊,带下黄臭,溺赤,舌红苔黄腻,脉弦滑有力。

····· **超级链接** ·····

☞ **巅顶疼痛**:厥阴肝经上出额与督脉会于巅,肝胆实火循经上炎,可致巅顶疼痛。

☞ **滋养阴血**:肝为藏血之脏,肝胆火热,易耗伤阴血;又大量苦燥、渗利药,也可损伤阴血,故方中配当归、生地黄滋养阴血,使祛邪而不伤正。

☞ **疏畅肝胆**:肝体阴用阳,胆为中正之官,性喜疏泄条达而恶抑郁,火邪内郁,肝胆之气不舒,再骤用大剂苦寒降泄之品,抑肝胆之气,折肝胆生发之机,故方中配柴胡疏畅肝胆之气。

☞ **利导下行**:湿热下注者,治以因势利导,促湿热下行,从小便分消,方配渗湿泄热之泽泻、木通、车前子,导湿热从水道而去。

☞ **类方**:《黄帝素问宣明论方》卷4当归龙荟丸(原名龙脑丸):由当归、龙胆草、栀子、黄连、黄芩、黄柏、大黄、芦荟、青黛、木香、麝香组成,主治肝胆实火重证。

左金丸（又名回令丸） 《丹溪心法》卷1

方剂歌诀

新编：左金黄连与吴萸，胁痛吞酸皆可除。再加芍药名戊己，泄泻腹痛米饮服。

前编：左金黄连与吴萸，胁痛吞酸悉能医。再加芍药名戊己，专治泄痢痛在脐。

方解与证治

君：黄连六两——清泻肝胃火热

佐：吴茱萸一两或半两——和胃止呕，疏肝开郁，兼制黄连之寒，引入肝经

清肝泻火，降逆止呕 肝火犯胃证（七情所伤，肝郁不舒，郁而化火，肝火犯胃，胃失和降） 呕吐吞酸，胁痛口苦，舌红苔黄，脉弦数。

超级链接

☞ **左金**：意指方中重用黄连泻去心火，使肺金无畏，得以行金令于左以平木（肝）火。

☞ **用量特点**：方中黄连与吴茱萸的用量比为6：1或12：1。又卷5回令丸方中吴茱萸作一两，在方后注中示："一方名左金丸，治肺火，茱萸或半两"。据此，若将黄连与吴茱萸的用量比定为6：1，则须改回令丸为原方名。

☞ **相反相成**：君以黄连苦寒，佐以吴茱萸辛热，即相反；二者相配，泻火而不凉遏，疏郁而不助热，功专清肝火，即相成。

☞ **类方**：①《养生必用》（录自《幼幼新书》卷26）戊己丸（原名苦散）：本方加白芍，主治肝脾不和，泻痢腹痛甚者。②《太平惠民和剂局方》卷6香连丸（原名大香连丸）：由黄连（用吴茱萸同炒，去吴茱萸）、木香组成，主治湿热痢疾。③《丹溪心法》卷2参连汤（名见《万病回春》卷3）：人参二分，黄连一分，主治噤口痢。④《医学正传》卷4连附六一汤：黄连六钱，炮附子一钱，主治胃脘剧痛。

泻白散 《小儿药证直诀》卷下

方剂歌诀

新编：泻白桑皮地骨皮，甘草粳米四味齐，参苓知芩皆可入，肺中伏火喘嗽宜。

前编：泻白甘草地骨皮，桑皮再加粳米宜，泻肺清热平咳喘，又可和中与健脾。

君:炒桑白皮—两——清泻肺热,止咳平喘
臣:地骨皮—钱——泻肺中伏火,退虚热
佐使:炙甘草—钱、粳米—撮——养胃和中,
　　　　　　　　　　　培土生金,
　　　　　　　　　　　甘草兼调药

清泻肺热,止咳平喘 ➡ 肺中伏火证(肺有伏火郁热,热邪不著,郁蒸伤阴,阴伤不甚;火热犯肺,清肃失常)

➡咳喘气急,皮肤蒸热,日晡尤甚,舌红苔黄,脉细数。

超级链接

☞ **参苓知芩皆可入**:入人参、茯苓可增培土生金之力,入知母、黄芩可增清泻肺热之功。《杂病源流犀烛》卷1泻白散即入此四药,主治晨嗽。

☞ **皮肤蒸热**:肺合皮毛,肺中伏火(潜伏于阴分之火热之邪)外蒸皮毛,轻按体表觉热,久按若无。

☞ **日晡尤甚**:日晡即下午3～5时,即日落前,此时阳气主潜藏,而本方证阴分有伏火,两阳相加,阴不制阳,故皮肤蒸热,日晡尤甚。

☞ **桑白皮配地骨皮**:桑白皮甘寒,泻肺热以利肺气;地骨皮甘寒,入阴分退肺中伏火。二者相配,清泻肺中火热以制"肺盛",且甘寒益阴,泻肺而不伤肺。

☞ **类方**:《金匮要略》葶苈大枣泻肺汤:由葶苈子、大枣组成,主治痰浊壅肺之咳喘。

苇茎汤 （《古今录验方》,录自《外台秘要》卷10）

方剂歌诀

新编:苇茎汤用薏苡仁,瓜子桃仁一并存,瘀热在肺成痈毒,脓成未成皆显能。
前编:苇茎汤方千金存,桃仁薏苡冬瓜仁,瘀热在肺成痈毒,热泻脓除新自生。

方解与证治

君:苇茎—升——清肺泄热,宣肺排脓
臣:薏苡仁—半升——上清肺热而排脓,下利肠胃而渗湿
　　瓜瓣(冬瓜子)—半升——清化痰热,利湿排脓
佐:桃仁—五十枚——活血逐瘀,润肠通下

清肺化痰,逐瘀排脓

➡肺痈(热毒壅肺,灼津生痰,损伤血络,热邪痰瘀互结,蕴蓄日久,肉腐血败;又邪结胸中,肺络不畅,肺失宣肃)

➡身微热,咳嗽痰多,甚则咳吐腥臭浊痰或吐脓血,胸中隐痛,舌红苔黄腻,脉滑数。

☞ **脓成未成皆显能**：本方对于肺痈脓未成者,可促其消散;脓已成者,可促其排脓,实治肺痈之良方、要剂。

☞ **苇茎**：为禾本科植物芦苇的茎,中空善达诸窍,轻浮达上,通肺之结气,又甘寒善清肺热,兼滋肺阴,合乎本方证。但现今临床极少使用苇茎,多以芦根代之。

清胃散 （《脾胃论》卷下）

方剂歌诀

新编：清胃散中用黄连,升麻丹皮地归全,或加石膏泻胃火,能消牙痛与牙宣。
前编：清胃散中当归连,生地丹皮升麻全,或加石膏泻胃火,能消牙痛与牙宣。

方解与证治

君：黄连_{六分,夏月倍之}——清泻胃火
臣：升麻_{一钱}——清热解毒,升散透发郁火 ⎫
　　牡丹皮_{半钱}——凉血活血 ⎬ 清胃凉血
佐：生地黄_{三分}——凉血滋阴,又止血 ⎪
　　当归_{三分}——养血和血,消肿止痛 ⎭

➡ 胃火牙痛(平素胃有积热,循阳明经脉上攻,热盛肉腐,伤及血络)
➡ 牙痛牵引头疼,面颊发热,其齿喜冷恶热,或牙宣出血,或牙龈红肿溃烂,或唇舌腮颊肿痛,口气热臭,口干舌燥,舌红苔黄,脉滑数。

☞ **加石膏**：胃中火热极盛致口渴饮冷者,可加石膏以清热生津。《医方集解》清胃散即为本方加石膏而成。

☞ **牙宣**：足阳明胃经入上齿,手阳明大肠经络下齿,手、足阳明经经气相连。本方证为胃中火热,循阳明经上攻,热盛肉腐,使牙龈溃烂、萎缩,牙根宣露。

☞ **用量特点**：方中升麻用量独重(夏月小于黄连),清热解毒,能升能散,寓"火性炎上,引其上升者易于散",或"火郁发之"之义。

☞ **凉血和血**：胃为多气多血之腑,胃中火热极易伤及血络,损耗阴血,故清胃宜与凉血和血并行。

☞ **升降同施**：火性炎上,"任其下行者难于解",方用黄连配升麻,使黄连得升麻则泻火而不凉遏;升散热毒,也易助火上炎,方用升麻配黄连,使升麻得黄连则散火而不升焰。

| 泻黄散 | 《小儿药证直诀》卷下 |

方剂歌诀

新编:泻黄散中石膏栀,防风藿香甘草施,炒香蜜酒调和服,脾胃伏火口疮医。
前编:泻黄甘草与防风,石膏栀子藿香充,炒香蜜酒调和服,胃热口疮并见功。

方解与证治

君:石膏五钱、栀子仁一钱——清热泻火
臣:防风四两——升散伏火,助君药泻火
佐:藿香叶七钱——芳化悦脾,
　　　　　　　　助防风升散伏火
佐使:甘草三两——清热和中,调和诸药
　　　蜜、酒——缓中,上行

泻脾胃伏火 → 脾胃伏火证(脾胃伏火,蕴结日久,循经外发,又热灼津伤) → 口疮口臭,口燥唇干,小儿脾热弄舌,舌红,脉数。

超级链接

☞ 口疮:脾开窍于口,唇为外候;足阳明经"挟口,环唇"。脾胃伏火,熏蒸于上,口、唇受热困而现疮痛。

☞ 弄舌:脾脉连舌本,散舌下。热属阳主动,脾有伏火故可见舌微伸出,旋即收口或伸舌舔唇上下及口角左右。

☞ 用法特点:蜜酒微炒香:"脾胃伏火,宜徐徐而泻却",故以蜜酒缓调于中、上二焦;"气香入脾",故将诸药微炒香,使归入脾经,增强药效。

☞ 防风功:脾胃伏火,仅用清降,难以彻除,本方配防风升散,使清中有散,降中有升,寓"火郁发之"之义。但方中防风用量独重,且明显多于清降之药,似不太适宜?若从本方也重用甘草来看,甘者缓也,则又无虑防风过于升散之虞。

☞ 类方:《小儿药证真诀》卷下益黄散:由陈皮、丁香(或木香)、炮诃子、青皮、炙甘草组成,治脾胃虚弱,腹痛泻痢者。

| 玉女煎 | 《景岳全书》卷51 |

方剂歌诀

新编:玉女石膏熟地黄,知母麦冬牛膝藏,胃热肾虚相为病,牙痛齿松宜煎尝。
前编:玉女煎用熟地黄,膏知牛膝麦冬襄,肾虚胃火相为病,牙痛齿衄宜煎尝。

君:石膏_{二至五钱}——清胃热
臣:熟地黄_{三至五钱或一两}——滋肾水
佐:知母_{一钱半}——助石膏清胃
　　麦冬_{二钱}——养阴清热
　　牛膝_{一钱半}——引热下行,补肾

清胃热,滋肾阴 ➡ 胃热阴虚证(阳明有余,邪热循经上攻,灼津扰神;热耗阴伤,少阴不足。或素体阴虚,又胃中热盛) ➡ 牙痛齿松,烦热干渴,舌红苔黄而干。亦治消渴,消谷善饥等。

超级链接

☞ **玉女煎**:指本方清胃火,滋肾阴之功,宛如观音菩萨用玉女手持的柳枝蘸净瓶之水洒于大地一样清凉滋润,故名之。

☞ **齿松**:肾主骨,齿为骨之余。肾阴不足,虚火内扰,牙齿失于濡养,可致牙齿松动。

☞ **熟地黄**:滋补力强,肾阴虚甚者,宜用。若胃热或(阴)虚火甚者,宜改用生地黄。

芍药汤　(《素问病机气宜保命集》卷中)

方剂歌诀

新编:芍药芩连槟木香,归桂甘草及大黄,重在调气兼行血,里急便脓腹痛康。
前编:芍药汤内用槟黄,芩连归桂甘草香,重在调气兼行血,里急便脓自然康。

方解与证治

主:(白)芍药_{一两}——养血和营,缓急止痛
　　黄芩_{半两}、黄连_{半两}——清热燥湿解毒
次:槟榔_{二钱}、木香_{二钱}——行气导滞
　　当归_{半两}——养血活血
　　肉桂_{二钱半}——助行血之力;防苦寒伤阳,冰伏湿热
　　炒甘草_{二钱}——味甘缓急,调和诸药
　　大黄_{三钱}——助黄连、黄芩清泻湿热;
　　　　　　　　合木香、槟榔泻下通腑

清热燥湿,调和气血

➡ 湿热痢疾(湿热下注大肠,壅滞气机,积滞不行,血运不畅,气血瘀滞,蕴结成脓)
➡ 腹痛,便脓血,赤白相兼,里急后重,肛门灼热,小便短赤,舌苔黄腻,脉弦数。

☞ **调气**:里急后重因湿热下注肠腑,壅滞气机所生,故方以木香、槟榔行气导滞以除后重,即"调气则后重自除"。

☞ **行血**:便脓因湿热熏蒸,伤及血络,酝酿腐化而成,故方以当归、芍药行血和血以治便脓,即"行血则便脓自愈"。

☞ **大黄功**:痢疾,"因其闭滞不利",又谓滞下,便脓血而涩滞难下也,故治宜通腑,忌(慎)涩肠、利尿。方配大黄泻下肠道闭滞之结(体现通因通用法),并苦燥寒清以祛湿热。

☞ **肉桂功**:方配少量辛热之肉桂,其义有二:一助当归行血以除脓;二为反佐之用,既防黄芩、黄连苦寒凉遏、伤阳,冰伏湿热而现寒包热证,亦防邪甚拒药不受。

☞ **配伍特点**:气血并治,兼以"通因通用";寒热并投,侧重"热者寒之"。

白头翁汤 (《伤寒论》)

方剂歌诀

新编:白头翁汤治热痢,连柏秦皮一并施。若加阿胶与甘草,产后虚痢是良剂。

前编:白头翁汤治热痢,黄连黄柏秦皮备。上方加草与阿胶,产后虚痢称良剂。

方解与证治

君:白头翁二两——清热解毒,凉血止痢
臣:黄连三两、黄柏三两——助白头翁清热燥湿,解毒止痢 ⎫ 清热解毒,凉血止痢
佐:秦皮三两——助君、臣药清热解毒,又收涩止痢 ⎭

➡ 热毒痢疾(时行疫毒蕴结肠中,深陷血分,肠腑气机受阻,血瘀气滞,热盛肉腐,酿为脓血)

➡ 下痢赤多白少或纯下鲜血,腹痛,里急后重,肛门灼热,渴欲饮水,舌红苔黄,脉弦数。

☞ **坚阴**:借苦能坚(阴)之谓,用苦寒药清热泻火以保全阴液,又称泻火存阴、泻火保阴。本方证主治热毒血痢,故以苦寒药清里热以坚阴血,阴坚则血不下泄。

☞ **秦皮功**:本方证为热毒深陷血分,病情急骤,下血较重,故少配性寒、味苦涩之秦皮清热兼以收涩,其收涩之功并不违背本方清热解毒,凉血止痢之旨。

☞ **类方**:《金匮要略》白头翁加甘草阿胶汤:本方加阿胶、甘草,主治兼阴血虚弱者。

第六节　清虚热剂

青蒿鳖甲汤　（《温病条辨》卷3）

方剂歌诀

前编：青蒿鳖甲知地丹，热自阴来仔细看，夜热早凉无汗出，养阴透热服之安。

方解与证治

主：青蒿二钱——清热透邪
　　鳖甲五钱——滋阴退热
次：知母二钱、生地黄四钱——助鳖甲滋阴清热
　　牡丹皮三钱——助青蒿透阴分伏热　　　　　　　　　养阴透热

➡ 温病后期，邪伏阴分证（温病后期，阴液耗损，余热未清，伏留阴分）

➡ 夜热早凉，热退无汗，舌红苔少，脉细数。

超级链接

☞ **夜热早凉**：阴分本有伏热，夜晚卫气内行于里，阳入于阴，两阳相加，阴不制阳，故入夜热甚；白昼卫气外行于表，阳出于阴，则热退身凉。

☞ **热退无汗**：温热之邪久羁，阴津耗损严重，作汗乏源，加之邪热深伏阴分，不从表解，故热退无汗。

☞ **青蒿配鳖甲**："青蒿不能直入阴分，有鳖甲领之入也；鳖甲不能独出阳分，有青蒿领之出也"，二者相配，养阴透热，使阴复而邪不恋，热透而正不伤。

☞ **后下或泡服**：方中青蒿具芳香之气，不耐高温，故宜后下或用沸药汁泡服以加强透邪之力。

☞ **类方**：《证治准绳·类方》卷1清骨散：由银柴胡、胡黄连、秦艽、醋鳖甲、知母组成，主治骨蒸劳热。

当归六黄汤　（《兰室秘藏》卷下）

方剂歌诀

新编：当归六黄二地黄，黄连芩柏泻火强，倍加黄芪为固表，阴虚盗汗急煎尝。
前编：火炎汗出六黄汤，归柏芩连二地黄，倍用黄芪为固表，滋阴清热敛汗强。

君：当归等分、生地黄等分、熟地黄等分——滋阴养血，壮水制火
臣：黄连等分、黄芩等分、黄柏等分——泻火除烦，清热坚阴 } 滋阴泻火，固表止汗
佐：黄芪加一倍——益气固表止汗，合当归、熟地黄益气养血

➡阴虚火旺之盗汗［阴（血）虚火旺，上炎内扰，阴不内守，蒸越外泄］

➡发热，盗汗，面赤心烦，心烦溲赤，口干唇燥，大便干结，小便黄赤，舌红苔黄，脉数。

超级链接

☞ **倍加黄芪**：方中黄芪用量为其他药物的一倍，其意在于益气固表，以防虚火旺迫津外泄而使汗出过多；与黄芩、黄连、黄柏三黄相配，则无闭郁火热之虞。

☞ **三黄功**：均为大苦大寒之药，大多用于实热病证。本方用以辅助滋养阴血之当归、二地黄以治疗虚热病证，则三黄又具清虚热之效。

（刘华东　韩娟）

第五章　祛暑剂

【定义】　多以祛暑药为主组成,具有祛除暑邪作用,治疗暑病的方剂,称为祛暑剂。

【分类】　据暑天特点,分为祛暑清热(治夏月暑热证)、祛暑解表(治暑令外感证)、祛暑利湿(治感暑挟湿证)和清暑益气(治暑伤津气证)剂四类。

【配伍】　常配清心除烦、清热泻火、行气化湿、利水渗湿、健脾益气、养阴生津等药。

【使用注意】　① 辨清有无兼夹病邪,尤其是湿邪。② 暑病挟湿者,应分清暑与湿邪之主次轻重。③ 暑病多汗,易伤津耗气。

超级链接

☞ **季节性:**暑邪为六淫之一,致病有明显的季节性特点,独见夏季(旱季)。凡夏季感受暑邪而发生的多种疾病,统称为暑病。暑为阳邪,其性炎热,故前人有"暑本夏月之热病"之说。

☞ **配祛湿药:**夏季天暑下迫,地湿上蒸,外湿即生;贪凉饮冷,内湿易成,暑得湿助而邪气盛,故祛暑剂中常配祛湿药,以使湿祛暑散。如六一散中用滑石,香薷散中用厚朴等。

第一节　祛暑清热剂

清络饮　(《温病条辨》卷1)

方剂歌诀

新编:清络银扁丝瓜皮,翠衣竹叶荷叶齐,鲜用清凉轻清剂,暑伤肺络服之宜。

前编:清络饮用荷叶边,竹丝银扁翠衣添,鲜用清凉轻清剂,暑伤肺络服之痊。

方解与证治

君:鲜银花二钱——清解暑热
　　鲜扁豆花一枝——芳香清散,解暑化湿
臣:丝瓜皮二钱——清肺透络
　　西瓜翠衣二钱——清暑生津利尿
佐使:鲜竹叶心二钱——清心利水
　　鲜荷叶边二钱——祛暑升清而散邪

祛暑清热 ⟹ 暑伤肺络证(暑温余邪,伤及肺络,留于气分,上蒸头面,耗损津液) ⟹ 身热,口渴不甚,头目不清,昏眩微胀,舌淡红,苔薄白。

☞ **清络饮**：指本方诸药均为花、叶、皮，颇合肺之特性，入肺以清肺络中暑温余邪，故名之。

☞ **鲜用**：鲜者更具芳香、辛凉、轻清、润泽之性，用之直清肺络余邪，正合"治上焦如羽，非轻不举"之法。

☞ **代茶饮**：本方药味清新，若煎汤代茶饮，还可预防暑热病证。

第二节　祛暑解表剂

香薷散　（《太平惠民和剂局方》卷2）

方剂歌诀

新编：三物香薷扁朴齐，入酒同煎冷服宜，散寒化湿消阴暑，若加苓草更益脾。

前编：三物香薷扁朴先，若云热盛入黄连，或增苓草名五物，清暑和脾两法兼。

方解与证治

主：香薷一斤——解表散寒，祛暑化湿

次：炒白扁豆半斤——健脾和中，渗湿消暑　祛暑解表，化湿和中

　　姜厚朴半斤——燥湿行气，宽中除满

➡ 阴暑（暑天乘凉，风寒外束肌表，又饮冷伤中，湿邪内生，脾胃失和）

➡ 恶寒发热，头重身痛，无汗，腹痛吐泻，胸脘痞闷，舌苔白腻，脉浮。

☞ **阴暑**：指暑月乘凉，外感寒邪，或过食生冷，内伤于湿而引起的病证。不同于因暑而受热之阳暑。

☞ **用法特点**：入酒；水中沉冷：入少量酒煎，意在温阳御寒，通行血脉，使药力布达全身；本方"其性温，不可热饮，反致吐逆"，水中沉冷可减其温燥之性，助其下行之势。

☞ **类方**：①《奇效良方》卷5五物香薷汤：本方加茯苓、甘草，祛湿益气健脾之力增。②《温病条辨》卷1新加香薷饮：本方改白扁豆为鲜扁豆花，加银花、连翘，具祛暑解表、清热化湿之功，主治寒轻暑重之证。③《太平惠民和剂局方》卷2大顺散：由炒甘草、炒杏仁、炒干姜、炙肉桂组成，主治夏月饮冷伤中，郁遏阳气所致之吐泻。

第三节　祛暑利湿剂

六一散（原名益元散）　《黄帝素问宣明论方》卷10）

方剂歌诀

前编:六一滑石与甘草,解肌行水兼清燥,统治表里及三焦,热渴暑烦泻利保。

方解与证治

主:滑石（六两）——清解暑热, 通利水道 ｝祛暑利湿 ➡ 暑湿轻证（暑邪侵心,又挟湿下注,膀胱气化不利,或渗入肠道,邪势较轻）➡ 身热,烦渴,小便不利,或泄泻

次:甘草（一两）——清热泻火, 益气和中

超级链接

☞ **解肌行水兼清燥**:解肌行水,指滑石"气轻能解肌","淡能行水"之功（即"统治表里",合甘草和中则"及三焦"）;清燥:指滑石之寒与甘草之甘相合,有甘寒生津之用。

☞ **泄泻**:本方所治泄泻乃暑湿下渗大肠所致,主以滑石（滑石:甘草＝6:1）分利小便,使湿去而泄泻自止,此即"利小便以实大便"之意。

☞ **类方**:①《奇效良方》卷5辰砂益元散:本方加朱砂（灯心草）,功兼镇惊安神。②《黄帝素问宣明论方》卷10鸡苏散:本方加薄荷,功兼辛凉解表。③《黄帝素问宣明论方》卷6桂苓甘露饮:本方加石膏、寒水石、白术、肉桂、泽泻、猪苓、茯苓,主治暑湿重证。④《医方考》卷4三生益元散:本方加生柏叶、生藕节、生车前,主治血淋。⑤《丹溪心法》卷2清六丸:本方加炒红曲,功兼活血,用治血痢。⑥《医方考》卷2温六丸:本方加干姜（姜汁）,用治白痢。

第四节　清暑益气剂

清暑益气汤　《温热经纬》卷4）

方剂歌诀

新编:清暑益气西洋参,翠衣麦斛与荷梗,连竹知母粳米草,暑伤津气此方能。
前编:清暑益气西洋参,竹叶知草与荷梗,麦冬米斛连瓜翠,暑热伤津此方能。

方解与证治

君：西洋参——益气养阴
　　西瓜翠衣——清热解暑
臣：麦冬、石斛——助西洋参养阴生津
　　荷梗——助西瓜翠衣清热解暑
佐：黄连、竹叶、知母——清心除烦
佐使：粳米、甘草——助西洋参益气生津，兼调药

清暑益气，养阴生津

➡ 暑热气津两伤证（暑热之邪内侵外越，日久耗伤阴津，损及于气）

➡ 身热汗多，心烦口渴，小便短赤，体倦少气，精神不振，脉虚数。

☞ **西洋参配西瓜翠衣**：西洋参甘苦凉，西瓜翠衣甘凉，甘凉生津清热；又西洋参益气，西瓜翠衣解暑。二者配伍，为治暑伤津气证之常用组合。

☞ **黄连**：大苦大寒，善除扰心之暑热，但也易化燥伤津，故方中用量宜小。若气津损伤重者，可减去。

☞ **类方**：《内外伤辨惑论》卷中清暑益气汤：由黄芪、苍术、升麻、人参、白术、橘皮、炒神曲、泽泻、炙甘草、当归、酒黄柏、麦冬、青皮、葛根、五味子组成，主治素体气虚，外感暑湿证。

（刘华东　韩娟　管华全）

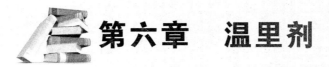

第六章　温里剂

【定义】　多以温热药为主组成,具有温里助阳、散寒通脉等作用,治疗里寒证的方剂,称为温里剂。

【分类】　据里寒之轻重,常分为温中祛寒(治中焦虚寒证)、回阳救逆(治阴盛阳衰证)、温经散寒(治寒凝经脉证)剂三类。

【配伍】　常配补气药,以及健脾和胃、行气、滋养阴血、通阳开窍、化痰、解表散寒、收涩等药。

【使用注意】　① 辨清寒热真假,真热假寒证禁用。② 辨别寒证之病位。③ 药物用量应因人、因时、因地而变通。④ 素体阴虚或失血之人慎用。⑤ 阴寒太盛,可反佐少量寒凉药,或采取冷服法。

超级链接

☞ **温里剂**:指解除里寒之邪的方剂,依"热者寒之"、"治寒以热"等理论立法,主要体现八法中"温法"的应用。里寒之邪可内生,也可由表寒之邪传变,而寒伤阳(气),主收引凝滞,故里寒证表现为但寒不热,喜温踡卧,口淡不渴,疼痛剧烈,脉沉迟或沉缓等。本章主述治疗部分里寒证的方剂,但它不同于主治表寒证的辛温解表剂,也不同于主治寒积证的温下剂。

☞ **配补气药**:气属阳,而寒为阴邪,易伤阳气,又阳虚阴盛易生里寒,故温里剂中常配补气药,以使气旺阳复而里寒去。如理中丸、大建中汤、吴茱萸汤中用人参等。

第一节　温中祛寒剂

理中丸　(《伤寒论》)

方剂歌诀

新编:理中温阳主干姜,人参术草合成方,呕利腹痛阴寒盛,病急宜改人参汤。

前编:理中丸主温中阳,人参甘草术干姜,呕哕腹痛阴寒盛,再加附子更扶阳。

君:干姜三两——温中祛寒
臣:人参三两——补气健脾,使气旺则阳复
佐:白术三两——助人参益气健脾,又燥湿
佐使:炙甘草三两——益气补中,缓急止痛,兼调药
}温中祛寒,补气健脾

➡脾胃虚寒证(脾胃素虚,过食生冷,或外寒传里,或服寒药太过,阴寒内生,凝滞不通,脾胃纳运失职,升降失常)

➡脘腹绵绵作痛,喜温喜按,呕吐下利,口淡不渴,舌淡苔白,脉沉迟,以及霍乱吐泻。亦治阳虚出血、小儿慢惊、病后喜唾涎沫及胸痹等。

☞ **理中丸**:方中四药皆归中土,温中阳,补脾胃,助运化,尤善调理中焦,制作丸剂,故名理中丸。

☞ **人参汤**:本方改作汤剂名,温补散寒力强,适用于虚寒较急重者。

☞ **霍乱**:因感受时邪疫疠之气,引起中焦脾胃功能紊乱所致,有湿霍乱(症见突然上吐下泻,又分寒湿霍乱与湿热霍乱)和干霍乱(症见腹中绞痛吐泻不得)之分。本方可用治寒湿霍乱之重证。

☞ **出血;病后喜唾涎沫**:本方证因脾阳不足,脾气亦虚,统摄无权,血失所统,离经妄行,或津失所摄,上溢于口所致。

☞ **慢惊**:又称"慢惊风",临床以来势缓慢,反复抽搐为特征。本方主治中焦虚寒,土虚木乘而化风之证。

☞ **胸痹**:胸痹是以胸部闷痛痞塞为主症的一种病证。本方主治中焦阳虚,损及上焦,胸阳不振,阴寒凝滞胸中之证。

☞ **辛热甘温法**:一种配伍方法,针对虚寒证而设。如本方用干姜辛热温阳散寒为君,人参甘温益气补虚为臣,二者相配,阳气复而阴寒祛,主治中焦虚寒证。

☞ **类方**:①《太平惠民和剂局方》卷5附子理中丸:本方加附子,温中散寒力更强,且能温肾。②《伤寒论》桂枝人参汤:本方加桂枝,功兼解表散寒,治表里同病。③《症因脉治》卷2连理汤:本方加黄连,功兼清化湿热,治寒热错杂证。④《太平惠民和剂局方》卷3枳实理中丸:本方加枳实、茯苓,功兼除痞满,逐痰饮。⑤《是斋百一选方》卷2八味理中丸:本方加砂仁、麦芽、炒神曲、茯苓,功兼消食行气和胃。⑥《万病回春》卷3理中汤:本方去炙甘草,加陈皮、茯苓、藿香、丁香、姜半夏、炒砂仁、肉桂、生姜、乌梅,主治胃寒呕吐清水冷涎。

吴茱萸汤　　《伤寒论》

方剂歌诀

新编:吴茱萸汤姜参枣,肝胃虚寒此方好,阳明寒呕少阴利,厥阴头痛亦堪疗。

前编:吴茱萸汤参枣姜,肝胃虚寒此方良,阳明寒呕少阴利,厥阴头痛亦堪尝。

方解与证治

君:吴茱萸一升——暖肝温胃,降逆止呕,散寒止痛 ⎫ 温中补虚,

臣:生姜六两——助吴茱萸温胃散寒,降逆止呕 ⎬ 降逆止呕

佐使:人参三两、大枣十二枚——益气健脾生津,大枣兼制燥、调药 ⎭

➡肝胃虚寒,浊阴上逆证(外寒内犯阳明或厥阴,肝胃虚寒,胃气不降,浊阴上逆,日久损及中阳)

➡食后欲吐,畏寒喜热,或干呕,或吐涎沫,或巅顶头痛,或下利,舌淡苔白滑,脉沉弦或沉迟。

·········· 超级链接 ··········

☞ **三经病证**:本方证涉《伤寒论》阳明、少阴、厥阴三经病篇,即"食谷欲呕"之阳明病证,"吐利,手足逆冷,烦躁欲死"之少阴病证,以及"干呕,吐涎沫,头痛"之厥阴病证,三经见症均见呕吐。方中君药吴茱萸辛热,入肝、胃、脾、肾经,既能散三经之寒,又能降呕吐之逆,故本方可通治三经病证。

☞ **用量特点**:本方证虽有阳明、少阴、厥阴三经之别,但其病机皆与胃中虚寒,浊逆上逆有关,故重用"呕家圣药"生姜,性温入胃,散寒降逆。

☞ **吴茱萸配生姜**:方中吴茱萸辛热,生姜辛温,均入脾胃经,且有降逆之效,二者配伍,既能温中降逆,又可温经散寒。

☞ **类方**:①《金匮要略》小半夏汤:半夏一升,生姜半斤,治痰饮呕吐不渴者。②《医方考》卷5吴茱萸加附子汤:本方加附子,治寒疝腰痛。

小建中汤　　《伤寒论》

方剂歌诀

新编:小建中汤饴糖多,芍桂姜枣甘草和,温中补虚又缓急,虚劳腹痛服之瘥。

前编:小建中汤芍药多,桂枝甘草姜枣和,更加饴糖补中脏,虚劳腹冷服之瘥。

君:饴糖一升——温中补虚,缓急止痛
臣:(白)芍药六两——益阴养血,助饴糖缓急止痛
　　桂枝三两——温阳散寒
佐:生姜三两——温胃散寒,助桂枝温阳
　　大枣十二枚——益脾滋液,助芍药养血
佐使:炙甘草二两——益气和中,调和诸药

　　　　　　　　　　　　　　　　　　温中补虚,和里缓急

➡虚劳里急证(中焦虚寒,失于温煦,阴寒凝滞,又化源不足,或心失所养,或阴阳失调,阴虚生热)

➡脘腹拘急不适或拘挛疼痛,喜温喜按,或心中悸烦,面色无华,或手足烦热,咽干口燥,脉细弦。

超级链接

☞ **建中**:本方通过温健中焦阳气,使阴阳气血生化有源,以充养五脏,故名"建中"。

☞ **虚劳里急**:虚劳又称虚损,是多种慢性衰弱性证候之总称,以脏腑亏损,气血阴阳不足为主要病机。虚劳里急指虚劳病人出现腹内拘急或挛急疼痛,本方证因中焦虚寒,寒凝气滞所致,亦有认为因土虚木乘,肝脾不和所致者(方中芍药有土中泻木之功)。

☞ **组成特点**:本方可看作由桂枝汤倍芍药(芍药:桂枝=2:1),加饴糖组成。

☞ **类方**:①《金匮要略》黄芪建中汤:本方加黄芪,补气建中力更强。②《备急千金要方》卷3内补当归建中汤:本方桂枝易肉桂,加当归,功偏和血止痛。

大建中汤 (《金匮要略》)

前编:大建中汤建中阳,花椒干姜参饴糖,阴盛阳虚腹冷痛,温补中焦止痛强。

君:炒花椒二合——温中散寒,降逆止痛
臣:干姜四两——助蜀椒温中散寒,又和胃止呕
佐:人参二两——益气补中
　　饴糖一升——温中补虚,助君、臣药止痛,
　　　　　　　　并制其辛热燥烈之性

　　　　　　　　　　　　　　　　　温中补虚,降逆止痛

➡中阳虚衰,阴寒内盛证(中焦阳虚,阴寒内盛,寒凝气聚,或不达四末,浊阴逆上)

➡脘腹剧痛,不可触近,呕不能食,舌苔白滑,脉沉紧,或肢厥脉伏。

☞ **大建中汤**：本方纯用辛甘之品温建中阳，其补虚散寒之力远较小建中汤为峻，故名之。

☞ **肢厥脉伏**：肢厥即四肢厥逆、逆冷；脉伏即按之脉不显，此因阳衰四肢失于温煦及不能鼓动血脉所致。

☞ **用法特点**：饴糖性粘，易附着，故以他药先煮，去滓，后入饴糖，再微火熔消(小建中汤同)；因邪甚势急，为保持药效，故分温再服，后更服；邪甚正虚，须养胃气以助正，故当一日食易消化之糜粥；阳气虚弱者，易感风寒，故温覆之，并助阳气。

☞ **温补兼施**：方中花椒、干姜温中以除阴寒，配人参、饴糖甘缓益气，补虚助阳，即辛热甘温法。

第二节　回阳救逆剂

四逆汤　（《伤寒论》）

方剂歌诀

新编：四逆生附与干姜，再添甘草厥逆尝，腹痛吐泻脉沉细，破阴逐寒可回阳。
前编：四逆汤中附草姜，四肢厥冷急煎尝，腹痛吐泻脉沉细，急投此方可回阳。

方解与证治

君：生附子—枚——温壮命火，破阴逐寒，回阳救逆
臣：干姜—两半——温中散寒，助附子破阴回阳
佐使：炙甘草——益气补中，解附子之毒，制
　　　　　　　附子、干姜之峻，兼调药

｝回阳救逆

➡阳衰寒厥证(寒邪深入少阴，心肾阳衰，温煦不足，神失所养；又肾衰及脾，运化无力，病势重急)

➡四肢厥冷，畏寒踡卧，神疲欲寐，腹痛吐利，或大汗淋漓，脉沉微细。

☞ **寒厥**："阳气衰于下，则为寒厥"，阳衰则阴盛，阴盛则寒生，寒生则阳伤。"四肢者，诸阳之本也"，阳衰不能温煦，阴寒必凑之，则四肢厥冷。

☞ **四逆**:即四肢厥冷。本方证因阳衰阴盛所致,四肢厥冷程度重,冷从指、趾端开始向上,直至过肘、膝。

☞ **附子无姜不热**:附子辛热,直走下焦,能迅达内外,若"非交通中土之气",则"不能内复真阳"。而(干)姜辛热,入中土,专于温中阳。二者相配,先后天并举,"交接于十二经",可迅破阴寒而回阳。

☞ **生附子**:方中附子生用,有大毒。虽经久煎,且配炙甘草、干姜以制其毒,但临证时仍须控制好服用剂量。

☞ **类方**:①《伤寒论》通脉四逆汤:本方附子、干姜用量增加,有回阳复脉之功,主治阴盛格阳证。②《伤寒论》四逆加人参汤:本方加人参,功兼益气固脱,生化阴血。③《济生续方》(录自《医方类聚》卷150)参附汤:人参半两,附子一两(生姜十片)。主治元气大亏,阳气暴脱者。④《十药神书》(录自《医方类聚》卷150)独参汤:大人参二两(枣五个)。功补气固脱,主治诸虚失血与疮疡溃后,气血俱弱者。

回阳救急汤 (《伤寒六书》卷3)

方剂歌诀

新编:回阳救急附姜桂,更合六君与五味,加麝三厘或胆汁,三阴寒厥阳可回。

前编:回阳救急用六君,桂附干姜五味并,加麝三厘或胆汁,三阴寒厥建奇勋。

方解与证治

主:附子、干姜——破阴回阳

次:肉桂——助附子、干姜温阳散寒之力

　　人参、炒白术、茯苓、炙甘草、陈皮、制半夏、生姜(六君子汤)

　　　　——补益脾胃,祛痰除湿 ⎫ 回阳救急,

　　五味子——固肾以防真气亡散,合人参益气生脉 ⎬ 益气生脉

　　麝香——通行十二经脉 ⎭

➡寒邪直中三阴,真阳衰微证(素体阳衰气微,浊阴不化,复加外寒直入三阴,阴寒内盛,阳气散脱)

➡四肢厥逆,畏寒踡卧,神疲欲寐,下利腹痛,脉微甚则无脉。

超级链接

☞ **麝三厘或猪胆汁**:临服时,加少许(仅三厘)麝香,意在取其芳香走窜,通诸窍,开经络,透肌骨之功,使药力迅速遍布周身而不伤真气;加猪胆汁,因症见无脉,是

为反佐之用,以防阳脱之变。

☞ **温补并行**:指本方有温阳散寒之四逆汤(易熟附子),又有补气健脾之六君子汤(缺大枣),是谓温补之剂以拯救亡阳危证,即辛热甘温法的应用。

☞ **散中有收**:麝香辛散,五味子酸收,二者相伍,既助回阳救急之效,又无真气耗散,虚阳散越之弊。

☞ **类方**:《重订通俗伤寒论》回阳救急汤:本方加麦冬,益气生脉之力增。

第三节　温经散寒剂

当归四逆汤　(《伤寒论》)

方剂歌诀

新编:当归四逆用桂枝,辛芍木通枣草施,温经养血又通脉,血虚寒厥服之宜。
前编:当归四逆桂芍枣,细辛甘草与通草,血虚肝寒四肢厥,煎服此方乐陶陶。

方解与证治

君:当归三两——养血和血
　　桂枝三两——温经散寒,通行血脉
臣:细辛三两——助桂枝温经散寒
　　(白)芍药三两——助当归补益阴血
佐:通草(木通)二两——助桂枝通利血脉
　　大枣二十五枚——助当归、芍药养血,兼制诸药温燥
佐使:炙甘草二两——合桂枝化阳,合芍药化阴,兼调药(使)

｝温经散寒,养血通脉

➡血虚寒厥证(素体营血虚弱,血脉不充,复经脉受寒,寒凝血滞,阳气不达四末)
➡手足厥寒,或腰、腹、股、腿、足冷痛,舌淡苔白,脉沉细或细而欲绝。

超级链接

☞ **当归四逆**:意指本方证四逆因血虚寒凝,经脉不利,阳气虚弱引起,冷不过肘、膝,只是指(趾)掌至腕(踝)厥冷,故治以补血温通之当归。

☞ **通草**:本方原用通草,但根据考证,本方之通草实为现今之木通。但就本方证而言,二者均可使用。

☞ **组成特点**:本方可看作桂枝汤去生姜,倍大枣,加当归、细辛、通草(木通)而成。

☞ **类方:**《伤寒论》当归四逆加吴茱萸生姜汤:本方加吴茱萸、生姜、清酒,主治兼内有久寒者。

黄芪桂枝五物汤 （《金匮要略》）

方剂歌诀

新编:黄芪桂枝五物汤,更加芍枣与生姜,益气温经和营卫,血痹麻木可复康。

前编:桂枝汤中去甘草,加入黄芪名五物,益气温经和营卫,善治血痹肌麻木。

方解与证治

君:黄芪_{三两}——益气固表,扶正祛邪
臣:桂枝_{三两}——解肌散风,温经通痹
　　(白)芍药_{三两}——养血和血,益阴敛营,合桂枝调和营卫 ⎫益气温经,和血通痹
佐使:大枣_{十二枚}——助芍药养阴血,兼调和诸药 ⎬
　　　生姜_{六两}——助桂枝散外邪 ⎭

➡血痹(素体正气不足,腠理疏松,复外感风邪,营卫失和,邪滞血脉,凝涩不通,肌肤失于濡养)

➡肌肤麻木不仁,或酸痛感,或汗出恶风,脉微涩而紧。

超级链接

☞ **血痹:**指血脉痹阻不畅,因"尊荣人骨弱肌肤盛,重因疲劳汗出,卧不时动摇,加被微风,遂得之"。临床以局部肌肤麻木不仁为表现特征,重者亦可有酸痛感,但不同于风痹以疼痛为主症。

☞ **黄芪配桂枝:**二者等量配伍,黄芪得桂枝,补气力强,固表而不留邪;桂枝得黄芪,温通力增,散邪而不伤正。

☞ **组成特点:**本方可看作桂枝汤去甘草,倍生姜,加黄芪而成。

阳和汤 （《外科证治全生集》卷4）

方剂歌诀

新编:阳和汤方主阴疽,熟地鹿胶炮姜具,桂芥麻草同煎服,温补通滞疮自愈。

前编:阳和汤方主阴疽,鹿胶桂麻姜炭地,白芥甘草同煎服,温补通滞疮自愈。

方解与证治

君:熟地黄_{一两}——温补营血

鹿角胶_{三钱}——温肾助阳,填精补髓,强壮筋骨

臣:炮干姜_{五分}、肉桂_{一钱}——温经散寒,通利血脉

佐:炒白芥子_{二钱}——散寒开结,消皮里膜外之痰

麻黄_{五分}——发越阳气,开腠理,散寒凝

使:生甘草_{一钱}——调和诸药

} 温阳补血,散寒通滞

➡阴疽(素体营血亏虚,阳气不足,寒邪内生,津聚成痰,寒凝痰滞,痹阻于肌肉、血脉、筋骨、关节)

➡患处漫肿无头,酸痛无热,皮色不变,口中不渴,舌苔淡白,脉沉细。

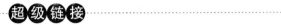

☞ **阳和**:指春天温暖和煦之气息,喻本方之功犹如仲春阳和之气升而自可驱散阴寒之滞。

☞ **用量特点**:本方证形成之主因是素体营血亏虚,"仍必从血而求之",故重用熟地黄大补阴血。

☞ **温补配温散**:熟地黄、鹿角胶得肉桂、姜炭、麻黄、白芥子,则温补而不滞邪;肉桂、姜炭、麻黄、白芥子得熟地黄、鹿角胶,则温散而不伤正。

（刘华东　南淑玲）

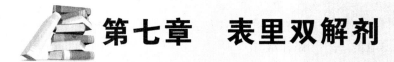

第七章　表里双解剂

【定义】 以解表药配合泻下药或清热药或温里药为主组成,具有表里同治作用,治疗表里同病的方剂,称为表里双解剂。

【分类】 根据里邪性质,常分为解表清里(治表邪未解,里热已炽证)、解表温里(治表邪未解,又有里寒证)、解表攻里(治外有表邪,里有实积证)三类。

【配伍】 常配行气导滞、活血祛瘀、燥湿化痰、养血益气等药。

【使用注意】 ① 必须既有表证,又有里证,且表里邪气俱盛或里邪偏盛之证方可应用。② 辨别表证与里证之寒、热、实性质。③ 分清表证与里证的轻重主次,以权衡治表药与治里药的比例。

超级链接

☞ **表里同病**:指既表现有表证,又表现有里证的病证,其形成途径有三:一是表证、里证同时出现;二是先表证,后又有里证;三是先里证,后又有表证。表证、里证均有寒、热、虚、实之别,故表里同病可表现为不同的形式。

☞ **表里双解剂**:指治疗表里同病的方剂,主要体现八法中汗法与下法、清法、温法、补法的结合运用。本章主治表里邪俱盛或里邪偏盛的表里同病,涉及里寒、热、实证中一部分。若表邪重,或表虚,或兼里虚证者,宜用解表剂、补益剂等。

第一节　解表清里剂

葛根黄芩黄连汤　（《伤寒论》）

方剂歌诀

前编:葛根黄芩黄连汤,再加甘草共煎尝,邪陷阳明成热痢,清里解表保安康。

方解与证治

君:葛根_{半斤}——解表退热,升阳止泻

臣:黄芩_{三两}、黄连_{三两}——清热坚阴,燥湿止利 } 清里解表

使:炙甘草_{二两}——和中调药

➡️ 协热下利(伤寒太阳表证,误用攻下,表邪未解,又内陷阳明,热邪内迫,大肠传导失司)

➡️ 身热,下利臭秽,或喘而汗出,舌苔黄,脉数或促。

☞ **协热下利**:因伤寒表证未解,化热内陷阳明所致。以热迫大肠之下利为主要表现,故常称之为协热下利。

☞ **脉促**:说明患者阳气较盛,有抗邪外达之势,指表邪未能全部内陷,为表未解之象。

☞ **葛根功**:甘辛而凉,归脾胃经,既能解肌发表以散热,又可升发脾胃清阳之气而止泻利,使表解里和,故重用、先煎为君。

☞ **清里解表**:方中仅葛根有解表作用,但葛根亦有清里作用,故本方虽具清里解表之功,实以清里为主,且即便无表证者,也可使用。

 石膏汤 (《深师方》,录自《外台秘要》卷1)

方剂歌诀

新编:石膏麻黄淡豆豉,黄连黄柏芩栀子,清热发汗兼解毒,壮热无汗见效奇。
前编:石膏汤用芩柏连,麻黄豆豉栀子全,清热发汗兼解毒,姜枣细茶一同煎。

方解与证治

君:石膏_{二两}——清热解肌
臣:麻黄_{三两}、淡豆豉_{一升}——发汗解表,开泄郁闭 } 清热解毒,发汗解表
佐:黄连_{二两}、黄柏_{二两}、黄芩_{二两}、栀子_{十枚}——泻火解毒

➡伤寒表证未解,里热已炽证(伤寒表证未解,卫气郁闭;邪热传里,三焦俱热,火毒内炽,伤津犹神,未成腑实)

➡壮热无汗,鼻干口渴,烦躁不眠,脉滑数。

☞ **寒温兼施**:指方中辛温之麻黄、豆豉与寒凉之石膏、三黄、栀子同用。辛温药得寒凉药则发表而不助里热,寒凉药得辛温药则清里又不碍解表。

☞ **组成特点**:本方可看作黄连解毒汤加石膏、麻黄、淡豆豉而成。

☞ **无汗**:为邪滞卫郁,腠理闭塞,故汗不得出。伴随壮热、口渴、烦躁、脉滑数等表现,可知本方证表邪当为表热,而方用麻黄、淡豆豉亦体现"制性存用"之法。

☞ **类方**:《伤寒六书》卷3三黄石膏汤:本方加生姜、大枣、细茶,功兼扶正,且清肃之力增。

第二节　解表温里剂

五积散　（《仙授理伤续断秘方》）

方剂歌诀

新编：五积麻芷干姜桂，苍朴枳桔芎芍归，夏陈苓草生姜煮，寒湿气血痰积摧。

前编：五积消滞又温中，麻黄苍芷芍归芎，枳桔桂苓甘草朴，两姜陈皮半夏葱，除桂枳陈余略炒，熟料尤增温散功，理气解表祛寒湿，散痞调经辨证从。

方解与证治

君：麻黄六两、白芷四两——解表散邪除外寒 ⎱

臣：干姜四两、肉桂四两——温阳除里寒

佐：苍术六两、厚朴四两——化湿行气健脾

　　枳壳六两、桔梗六两——升降气机，宽胸利膈

　　川芎四两、(赤)芍药四两、当归四两——活血止痛

　　半夏四两、陈皮六两、茯苓四两——化痰行气祛湿

　　甘草四两——和中，调药（使）

　　生姜三片——助君药发散风寒

发表温里，
化痰除湿，
行气活血

➡ 外感风寒，内伤生冷证（外感风寒，郁于肌表，腠理闭塞；又内伤生冷，或宿有冷积，损伤脾阳，水湿不运，聚而成痰，寒痰滞气，气血不和，瘀血内停）

➡ 寒热无汗，胸腹胀满或疼痛，苔白腻，脉沉迟。

・・・・・・・・・・・・・・・・・・・・ 超级链接 ・・・・・・・・・・・・・・・・・・・・

☞ **五积散**：五积指寒积、湿积、气积、血积、痰积。本方炒制习称之为"熟料五积散"，重在温散寒邪，用于内伤生冷为主者；若将诸药生用，又为"生料五积散"，重在发散风寒，用于外感风寒为主者。

☞ **用法特点**：姜三片；热服：意在增强本方发汗之力，以疏散外感之风寒。

☞ **类方**：①《博济方》卷 2 五积散：本方加人参，主治一切气。②《慎斋遗书》卷 8 五积散：本方去苍术、芍药、干姜，主治肿病，脉浮而无力者。③《世医得效方》卷 14 加味五积散：本方去麻黄，加高良姜、熟附子、乌梅、红枣，治产后食伤，腹痛，洞泄。

第三节　解表攻里剂

防风通圣散　（《黄帝素问宣明论方》卷3）

方剂歌诀

新编：防风通圣麻荆姜，薄桔翘膏芩硝黄，栀滑术草归芎芍，表郁里热急煎尝。

前编：防风通圣大黄硝，荆芥麻黄栀芍翘，甘桔芎归膏滑石，薄荷芩术力偏饶，表里交攻阳热盛，外疡疮毒总能消。

方解与证治

主：防风_{半两}、麻黄_{一分}、荆芥_{半两}、生姜_{三片}、薄荷_{半两}——开腠发汗，疏风解表

桔梗_{一两}、连翘_{一两}、石膏_{一两}、黄芩_{半两}——清解肺胃之热

芒硝_{半两}、大黄_{半两}——通大便而泄里热

栀子_{一分}、滑石_{三两}——利小便而泄里热

　　　　　　　　　　　　　　　　　　　　　　疏风解表，泻热通里

次：白术_{一分}、甘草_{二两}——益气健脾，甘草兼调药

当归_{半两}、川芎_{半两}、（白）芍药_{半两}——养血和血

➡ 风热壅盛，表里俱实证（外感风邪，内有蕴热，郁于肌表，上攻头面，侵及肺胃，灼血耗气）

➡ 憎寒壮热，口苦咽干，咳呕喘满，二便秘涩，舌苔黄，脉数有力。亦治疮疡肿毒，肠风痔漏，鼻赤瘾疹。

- - - - - - - - - **超级链接** - - - - - - - - -

☞ **通圣**：通达圣明之意，指本方"汗不伤表，下不伤里……极言其用之效耳"。

☞ **防风功**：味辛甘，性微温而润，"治风通用"，为"风药中润剂"，药性平和，多配荆芥以"入肌肤宣散"病邪。

☞ **疏散风寒药**：方中麻黄、荆芥、防风均具辛温解表之功，但若与大量辛凉及苦寒药配伍，则主要发挥解腠散邪之用（用于表郁甚者），而无助里热之虞。

☞ **汗清下利与补配**：方用麻黄、防风、荆芥、薄荷、生姜发汗，黄芩、石膏、连翘、桔梗清热，栀子、滑石利水，大黄、芒硝泻下，与当归、芍药、川芎补血，白术、甘草补气相配，祛邪而不伤正。

（刘华东　朱益敏）

第八章 补益剂

【定义】 多以补虚药为主组成,具有补益人体气血阴阳作用,治疗虚证的方剂,称为补益剂。

【分类】 据气血阴阳虚损的不同,分为补气(治气虚证)、补血(治血虚证)、气血双补(治气血两虚证)和补阴(治阴虚证)、补阳(治阳虚证)、阴阳并补(治阴阳两虚证)和气血阴阳气血并补(治气血阴阳并虚证)剂七类。

【配伍】 常配行气消导药,以及利水渗湿、升阳举陷、活血祛瘀、养心安神、清热泻火、填精益髓等药。

【使用注意】 ① 辨清虚实真假,不可误用于真实假虚证。② 适当配伍健脾和胃、行气消导之品,以使补而不滞。③ 兼实邪时,须分清邪实与正虚主次缓急。④ 味厚之品应文火久煎。⑤ 宜空腹或饭前服。⑥ 不可滥用,避免人为因素导致阴阳气血失衡。

超 级 链 接

☞ **补益剂**:即通过补益人体气血阴阳以助正防邪、驱邪的方剂,依"虚者补之","损者益之"等理论立法,主要体现八法中"补"法的应用。

☞ **配行气消导药**:补益剂由补虚药为主组成,补虚药多滋腻碍胃,易壅滞气机,有碍纳运,故补益剂中常配行气消导药,以助补虚药的运行,并使补而不滞。如归脾汤中用木香等。

☞ **补血剂中配补气药**:气血同源,气为血之帅,气易补而血难成,血虚补气可助血之化生,故补血剂中常配补气药,以期补气生血。如当归补血汤中用黄芪等。

☞ **补阴剂中配补阳药**:阴阳互根,阴根于阳,阴阳互生,阴虚温阳可助阴之化生,故补阴剂中常配补阳药,以期阳中求阴;其温散之性还可防阴药滋腻碍胃滞气。如左归丸中用鹿角胶等。

☞ **补阳剂中配补阴药**:阴阳互根,阳根于阴,阴阳互生,阳虚滋阴可助阳之化生,故补阳剂中常配补阴药,以期阴中求阳;其凉润之性还可防阳药化热伤津耗液。如右归丸中用熟地黄等。

☞ **虚则补其母**:根据五行相生理论,补母以生子。肺气虚者,可通过补脾气以培土生金,如参苓白术散中用人参、白术、山药;肝阴虚者,可通过补肾阴以滋水涵木,如一贯煎中用生地黄;脾阳气虚者,可通过温命门、心包阳以补火生土,如保元汤中用肉桂、附子理中丸中用附子;肾阴虚者,可通过补肺阴以金水相生,如麦味地黄丸中用麦冬、五味子;心血虚者,可通过补肝血以润木益火,如归脾汤中用当归、酸枣仁等。

第一节　补气剂

四君子汤(原名白术汤)　(《圣济总录》卷80)

方剂歌诀

新编:四君子汤中和义,参术苓草气虚宜。若兼痰湿易六君,更益夏陈姜枣齐。
前编:四君子汤中和义,参术茯苓甘草比。益以夏陈名六君,健脾化痰又理气。

方解与证治

君:人参等分——甘温益气,健脾养胃
臣:白术等分——助人参益气健脾,又燥湿助运
佐:赤茯苓等分——助白术祛湿健脾
佐使:炙甘草等分——益气和中,调和诸药

益气健脾 → 脾胃气虚证(脾胃气虚,运纳乏力,化源不足,肺气亦弱) →

面色萎黄,语音低微,四肢无力,腹胁胀满,食少便溏,舌淡苔白,脉细缓或虚软无力。

超级链接

☞ **四君子:**意指本方四味药物作用冲和平淡,"常服温和脾胃,进益饮食",犹如宽厚和平之君子。

☞ **入盐少许:**《太平惠民和剂局方》载四君子汤,其用法中示"入盐少许",此处之盐应为"炒盐"。"心虚则炒盐补之",而脾乃心之子,故"虚则补其母"也。

☞ **白术配茯苓:**白术补气健脾燥湿,守而不走;茯苓渗湿健脾助运,走而不守,二者配伍,可复脾主运化之职。

☞ **组成特点:**本方可看作由理中丸去干姜,加茯苓而成。若加干姜,名五君子煎(《景岳全书》卷51,主治脾胃虚寒,呕吐泄泻兼湿者)。

☞ **类方:**①《小儿药证直诀》卷下异功散:本方多陈皮、生姜、大枣,功兼行气。
②《医学正传》卷3六君子汤:本方加半夏、陈皮、生姜、大枣(即与二陈汤合方),较

异功散,功兼化痰湿。③《古今名医方论》卷1香砂六君子汤:本方加半夏、陈皮、木香、砂仁、生姜,较六君子汤,行气化湿之功著。④《小儿药证直诀》卷下白术散:本方多藿香、木香、葛根,主治脾胃气虚,泄泻呕吐频作不止者。⑤《博爱心鉴》卷上保元汤:由人参、黄芪、甘草、肉桂组成,功主益气温阳。

参苓白术散　(《太平惠民和剂局方》卷3)

方剂歌诀

新编:参苓白术草苡仁,扁豆山药莲砂仁,桔梗上行兼保肺,枣汤调下益脾神。

前编:参苓白术扁豆陈,莲草山药砂苡仁,桔梗上浮兼保肺,枣汤调服益脾神。

方解与证治

主:人参二斤、茯苓二斤　　益气健脾,白术、茯苓兼
　　白术二斤、炒甘草二斤　　祛湿止泻,甘草兼调药

次:薏苡仁一斤、姜白扁豆一斤——健脾祛湿
　　山药二斤、莲子一斤——益气健脾,收涩止泻　　益气健脾,渗湿止泻
　　砂仁一斤——行气燥湿,醒脾和胃
　　炒桔梗一斤——载药上行,助肺通调水道,布散津液

➡脾虚湿盛之泄泻(脾胃虚弱,纳运乏力,化源不足,水谷不化,清浊不分,湿邪内生,阻遏气机)

➡食少便溏,或吐或泻,四肢乏力,形体消瘦,胸脘闷胀,面色萎黄,舌淡苔白腻,脉虚缓。亦治肺脾气虚之痰湿咳嗽。

超级链接

☞ 泄泻:大便溏薄者为泄,大便如水注者为泻。脾虚运化失司,津液不化而凝聚成湿,湿浊下趋肠道而成泄泻。

☞ 枣汤调下:大枣(红枣)为五果(栗、桃、李、杏、枣)之一,甘温,归脾胃经。枣汤调下,意在增强本方益气补脾之功。

☞ 食物:方配山药、莲子、薏苡仁、白扁豆又兼作食物,味甘入脾,有安中和胃之效。

☞ 培土生金:根据五行学说土生金之理,方以桔梗载诸补脾气药上行,使脾气散精,上输于肺,从而达到益肺保肺目的,故本方也可用治肺脾气虚之痰湿咳嗽,实因脾病及肺,肺虚气逆所致。

☞ 组成特点:本方可看作由四君子汤加山药、莲子、薏苡仁、白扁豆、砂仁、桔梗而成。

☞ 类方:《古今医鉴》卷4参苓白术散:本方加陈皮,兼治湿阻气滞甚者。

补中益气汤 《内外伤辨惑论》卷中

方剂歌诀

新编:补中益气芪草参,白术当归升柴陈,劳倦内伤功独擅,气虚下陷亦堪珍。

前编:补中参草术归陈,芪得升柴用更神,劳倦内伤功独擅,气虚下陷亦堪珍。

方解与证治

君:黄芪五分,病甚、劳役热甚者一钱——补中益气,升阳固表

臣:炙甘草五分、人参五分、白术三分——助黄芪益气健脾,甘草兼调药(使)

佐:当归二分——养血补虚

升麻二分或三分、柴胡二分或三分——助黄芪升阳举陷

陈皮二分或三分——行气和胃,使补而不滞

（右侧括注：补中益气，升阳举陷）

① 脾胃气虚证(饮食不节,劳倦内伤,损及脾胃,脾胃气虚,纳运无力)➡ 体倦肢软,少气懒言,食少便溏,脉象虚软。

② 中气下陷证(脾气不升,清阳下陷)➡ 脱肛,子宫下垂,久泻,久痢,脉象虚软。

③ 气虚发热证(气虚湿阻,郁遏发热)➡ 身热,自汗,渴喜温饮,气短乏力,舌淡,脉虚大无力。

超级链接

☞ **气虚发热**:脾虚清阳不升,陷于下焦,郁而不达,化火上冲而发热。

☞ **中气下陷**:即脾虚气陷。脾宜升则健,脾气虚则升举无力可致气下陷,气失固摄,又可致脏器下垂。

☞ **黄芪配升麻、柴胡**:重用黄芪益气治本(兼以升阳),轻用升麻、柴胡轻清升阳,三者配伍,共奏益气升阳举陷之效。

☞ **当归功**:一助补气:气血同源,血为气之母,气虚补血可助气之化生;二补血虚:血为气之母,气虚日久,营血亏虚。

☞ **甘温除热**:气虚为本,发热为标。内伤不足,当以甘温益气,补其中,升其阳,则郁火退而大热除。

☞ **类方**:①《医学衷中参西录》升陷汤:由生黄芪、知母、柴胡、升麻、桔梗组成,主治胸中大气下陷证。②《内外伤辨惑论》卷中升阳益胃汤:本方去升麻、当归,加半夏、茯苓、泽泻、防风、独活、白芍、黄连、生姜、大枣,功兼祛湿清热和胃。③《东垣试效方》卷5益气聪明汤:由黄芪、甘草、芍药、酒黄柏、人参、升麻、葛根、蔓荆子组成,主治中气亏虚,清阳不升,清窍失养证。

玉屏风散　（《究原方》,录自《医方类聚》卷150）

方剂歌诀

新编:玉屏风散芪术防,大枣一枚煎作汤,表弱汗多兼感冒,固卫敛汗效力彰。

前编:玉屏组合少而精,芪术防风鼎足形,表虚汗多易感冒,固卫敛汗效特灵。

方解与证治

君:蜜黄芪二两——补脾肺气,固表止汗

臣:白术二两——助黄芪益气固表止汗,又培土生金

佐:防风一两——走表祛风散邪

大枣一枚——益气补虚

} 益气固表止汗 → 表虚自汗(素体肺卫气虚,腠理不密,或外受风邪,营阴不守,外泄走表) → 汗出恶风,面色㿠白,舌淡,脉浮虚。亦治虚人易感风邪。

超级链接

☞ 玉屏风:喻本方益气固表止汗之功著,有如御风屏障,珍贵如玉。

☞ 黄芪配防风:多用黄芪,少用防风,即补中寓疏之义。二者相配,黄芪补气固表,得防风而不留邪;防风疏风除邪,得黄芪而不伤正。

☞ 类方:《正体类要》上卷白术防风汤:白术、黄芪各一两,防风二两,治服表药过多自汗者。

生脉散　（《医学启源》卷下）

方剂歌诀

前编:生脉麦味与人参,保肺生津又提神,气少汗多兼口渴,病危脉绝急煎斟。

方解与证治

君:人参——益气固脱,补肺生津

臣:麦冬——养阴润肺,甘寒生津

佐:五味子——敛肺止汗,固泄生津

} 益气生津,敛阴止汗

➡气阴两伤证(肺热久羁,或温热、暑热蕴蒸,迫津外泄,耗损阴津,气随津脱)

➡体倦气短,汗多,口渴,或干咳少痰,口干舌燥,舌干红少苔,脉虚细或虚大而数。

☞ **生脉**：肺朝百脉，辅心行血，肺之气阴耗伤，致脉气欲绝。服药后气复津生，汗止阴存，脉气得充，则脉可复生，故名"生脉"。

☞ **提神**：汗为心之液，气虚汗多而心失所养则神疲；汗止，肺气充盛而百脉调畅则神昌。

☞ **补润敛**：肺为气之主，方中人参补肺，麦冬润肺，五味子敛肺，三者相合，可扶虚收散，使气复阴充而脉平。临证时还常用人参与麦冬、麦冬与五味子、人参与五味子药对。

☞ **用药特点**：若病情急重者，药物用量宜大，尤其是人参；病情轻缓者，药物用量宜减。若气虚不甚者，也可用西洋参替人参。

第二节　补血剂

四物汤　（《仙授理伤续断秘方》）

方剂歌诀

　　新编：四物地归与芍芎，补血调血有专功，妇女经病凭加减，血家百病此方通。

　　前编：四物归地芍与芎，营血虚滞此方宗，妇女经病凭加减，临证之时可变通。

方解与证治

　　君：熟地黄_{等分}——滋阴补血
　　臣：当归_{等分}——助熟地黄补血，又活血调经　　⎫
　　佐：白芍_{等分}——助熟地黄养血和营，又缓急止痛　⎬ 补血调血
　　　　川芎_{等分}——活血行气　　　　　　　　　　　⎭

　　➡营血虚滞证（营血亏虚，脏腑形体官窍失养，或冲任虚损，脉道涩滞）

　　➡心悸失眠，头晕目眩，唇甲无华，或伴月经不调，量少或经闭不行，脐腹作痛，舌淡，脉细或细涩。

☞ **四物汤**：原治"伤重肠内有瘀血者"。《太平惠民和剂局方》引之专治妇科病证，后逐渐演变为治疗妇科病证之通用方。

☞ **妇女经病**：经者，血也。（阴）血不足，血海空虚，经水亏乏；血行不利，经行不畅，故妇女经病多见月经不调，量少色淡，甚至经闭不行，脐腹作痛等症。

☞ **血家百病此方通**：血之为病，不足、不利可概之。本方补血调血兼顾，足以治血之病证。临证时还可通过变换方中君药以统治之，如血虚用熟地黄（伴血热改为生地黄），血滞用川芎，月经不调用当归，疼痛甚用白芍。

☞ **虚滞**：即因虚而滞。因血虚，脉道失充，不得滑利通畅，致脉道涩滞，血行失于流畅。

☞ **动静结合**：熟地黄通肾经、白芍通脾经专于养血，为血中血药，主静；当归、川芎通肝经长于行血，为血中气药，主动。二组药物配伍，动静结合，刚柔相济，补血而不滞血，行血而不伤血。

☞ **类方**：①《金匮要略》胶艾汤：由生地黄、芍药、当归、川芎、阿胶、艾叶、甘草组成，功兼止血、安胎，主治血虚有寒之出血或妊娠胎漏下血。②《医垒元戎》（录自《玉机微义》卷31）桃红四物汤（原名加味四物汤）：本方加桃仁、红花，活血力强，主治血瘀滞较重者。③《医门八法》卷4生四物汤：本方改熟地黄为生地黄，加黄芩、知母，主阳盛血热者。④《脉因症治》卷下圣愈汤：本方加人参、黄芪，功兼补气，主治气血虚弱，气不摄血证。

当归补血汤 （《内外伤辨感论》卷中）

方剂歌诀

新编：当归补血重黄芪，血虚发热煎服宜，芪取十分归二分，补气生血法颇奇。
前编：当归补血重黄芪，甘温除热法颇奇，芪取十分归二分，阳生阴长理奥秘。

方解与证治

君：黄芪——补气以生血，固表以留阳
臣：当归——养血和营

⟹ 补气生血 ⟹ 血虚发热证（劳倦内伤，阴血暗耗，阳气无所依附而浮越于外）⟹ 肌热面赤，烦渴欲饮，脉洪大而虚。亦治妇女经期、产后头痛，或疮疡溃后久不愈合

超级链接

☞ **血虚发热**：即血虚阳浮发热。血为气之母，载阳气运行全身，血虚阳气无所依附，浮散于外而发热，切其脉虽洪大而重按无力。

☞ **疮疡溃后久不愈合**：黄芪益气固表，托毒生肌；当归养血活血，通行经脉，故本

方也可治疮疡溃后气血不足之证。

☞ **黄芪功:** 方中黄芪用量独重(黄芪:当归＝5:1),其功有二:一是补气生血:有形之血生于无形之气,气旺则血生,即阳生阴长之理;二是固表留阳:气血相依,阴阳相附,阳气浮越极易散失,表固则阳气留附,此亦"甘温除热"之理。

归脾汤 (《正体类要》卷下)

方剂歌诀

新编: 归脾芪参术苓草,龙眼归远与酸枣,再添木香姜枣煎,专治心脾气血少。

前编: 归脾汤用参术芪,归草茯神远志齐,酸枣木香龙眼肉,煎加姜枣益心脾,怔忡健忘俱可却,肠风崩漏总能医。

方解与证治

主:炒黄芪一钱、人参一钱、白术一钱
　　茯苓一钱、炙甘草三分 —— 益气健脾,甘草兼调药
　　龙眼肉一钱、当归一钱 —— 补血养心
次:远志一钱、炒酸枣仁一钱 —— 安神宁心
　　木香五分 —— 理气醒脾,使补而不滞
　　生姜、大枣 —— 益气和中

}益气补血,健脾养心

① 心脾气血两虚证(思虑劳倦过度,伤及心脾,心血暗耗,脾虚不运,气血生化之源,心神失养)→ 心悸怔忡,健忘失眠,食少体倦,面色萎黄,舌淡,脉细弱。

② 脾不统血证(脾虚摄血无力,血溢脉外)→ 便血,皮下紫癜,崩漏,月经超前,量多色淡,舌淡,脉细弱。

超级链接

☞ **归脾:** 本方心脾同治,但重在补脾,使脾运复健则气血生化有源,故名"归脾"。

☞ **崩漏:** 崩为妇人经来量多如崩,病情急;漏为月经点滴而下,淋漓不断,病情缓。二者常互为转化。本方证为脾虚不摄所致。

☞ **木香功:** 木香芳香醒脾开胃,行气消食助运,可使诸补气血药补不碍胃,滋而不腻。

☞ **配伍特点:** 心脾同治,重在补脾;气血并补,重在补气;补泻兼用,重在补益。

☞ **类方:**《正体类要》卷下加味归脾汤:本方加柴胡、栀子,功兼疏肝清热。

第三节　气血双补剂

八珍汤（原名八珍散）　　（《瑞竹堂经验方》卷4）

方剂歌诀

新编：八珍双补气血方，四君四物并枣姜。再加黄芪与肉桂，十全大补效更强。
前编：四君四物八珍汤，气血双补是名方。再加黄芪与肉桂，十全大补效更强。

方解与证治

君：人参—两、熟地黄—两——补气养血
臣：白术—两、茯苓—两——助人参益气补脾
　　当归—两、白芍—两——助熟地黄养血和营　　　补益气血
佐：川芎—两——活血行气，使补而不腻
　　大枣—枚、生姜五片——调补脾胃
佐使：炙甘草—两——益气和中，调和诸药

➡气血两虚证（久病失治，病后失调，或失血过多，气虚失运，血虚失养）
➡面色无华，头晕目眩，气短乏力，心悸失眠，舌淡，脉细无力。

超级链接

☞ **用法特点：**不拘时候，通口服：意为不拘束或限定时间，满口含药后慢慢咽下，以合本方证虚弱之体。

☞ **组成特点：**本方可看作由四君子汤合四物汤，加生姜、大枣而成。

☞ **类方：**①《传信适用方》卷2十全大补汤（原名十全散）：本方多黄芪、肉桂，温补气血力强。②《刘涓子鬼遗方》卷3内补黄芪汤：本方少熟地黄、白术，多生地黄、远志、麦冬，功兼养阴生肌敛疮，主治痈疽溃后，气血两虚证。③《三因极一病证方论》卷13人参养荣汤（原名养荣汤）：十全大补汤少川芎，多陈皮、远志、五味子，功兼宁心安神，主治心脾气血两虚，神志不安者。

泰山磐石散（原名太山磐石方）　　（《古今医统大全》卷85）

方剂歌诀

新编：泰山磐石参地芩，白术续断芪归芎，芍芎砂草糯米配，气血双补胎安宁。
前编：十全大补减桂芩，更加续断砂糯芩，气血双补安胎好，泰山磐石是名方。

君：人参一钱——大补元气以固胎元

熟地黄八分——滋补阴血以养胎元

臣：黄芩一钱、白术二钱、续断一钱——助人参、熟地黄保胎元

佐：黄芪一钱——助人参、白术益气升阳以固胎元

当归二钱、白芍八分、川芎八分——助熟地黄补血调血以养胎元

砂仁五分——行气安胎，和胃止呕，并使补不碍胃

佐使：炙甘草五分、糯米一撮——补养脾胃，甘草兼调药

}益气健脾，养血安胎

➡气血两虚，胎元失养证（妇人妊娠，冲任虚损，气血虚弱，血虚无以养胎，气虚无以固胎）

➡妊娠胎动不安，甚则滑胎、堕胎，伴面色淡白，倦怠乏力，不思饮食，舌淡苔薄白，脉滑无力。

超级链接

☞ **泰山磐石**：喻本方益气养血安胎之功可使胎元如泰山之稳固，磐石之坚实。

☞ **医统**：指《古今医统大全》（又名《医统大全》），系医学全书，清代徐春甫（字汝元）著。

☞ **十全大补减桂苓**：本方可看作由十全大补汤去肉桂、茯苓，加黄芩、砂仁、续断、糯米而成。去肉桂意在防其辛热助阳而加重胎动；去茯苓意在防其淡渗下泄而不利于养胎。

☞ **滑胎、堕胎**：堕胎指妊娠12周内，胚胎自然殒堕者；滑胎指堕胎或小产（在28周之前终止怀孕）连续发生3次以上者。

☞ **用法特点**：① 食远服：即离正常进食时间较远时服药，犹空腹服药，因病属下焦也。② 但觉有孕，三、五日常用一服，四月之后方无虑也：意在得效后还应不定期给药以巩固疗效，方保胎安无虞。

☞ **安胎药**：方配白术补脾安胎，续断补肾安胎，黄芩清热安胎，砂仁行气安胎。

第四节　补阴剂

 （原名地黄丸） 　　（《小儿药证直诀》卷下）

方剂歌诀

新编：六味地黄山茱萸，山药泽苓丹皮助，肾虚精亏虚火扰，平补肾水宜久服。

前编：六味地黄益肾肝，山药丹泽萸苓掺；再加知柏成八味，阴虚火旺可煎餐。

君:炒熟地黄八钱——滋肾填精

臣:山茱萸四钱——滋补肝肾,涩精

山药四钱——滋补脾肾,固精 ⎫

佐:泽泻三钱——泻肾降浊,并防熟地黄之滋腻 ⎬ 滋阴补肾

茯苓三钱——淡渗脾湿,助泽泻泻肾浊,并助山药健脾 ⎪

牡丹皮三钱——清泻肝火,并制山茱萸之性温 ⎭

➡肾阴虚证(肾阴亏虚,精髓不足,虚火上炎、内扰)

➡腰膝酸软,头晕目眩,或伴小儿囟开不合,口燥咽干,舌红少苔,脉细数。

超 级 链 接

☞ **壮水之主,以制阳光**:本方证之治法。即通过补益肾阴,以制约内生虚火之意。

☞ **三补三泻**:三补指熟地黄、山茱萸、山药三味补虚药物,长于补肾,兼补肝血以生肾精,补后天以充先天;三泻指泽泻、牡丹皮、茯苓三味祛邪(因肾虚而产生的病理性产物)药物,渗湿浊,清虚火,并防三补滋腻滞气恋邪之虞。

☞ **用量特点**:方中熟地黄、山茱萸、山药、泽泻、牡丹皮、茯苓用量之比为8:4:4:3:3:3。

☞ **配伍特点**:三补三泻(补泻用量比16:9),以补为主;肝脾肾三阴并补(补肝脾肾用量比1:1:2),以补肾阴为主。

☞ **组成特点**:本方可看作由肾气丸去附子、桂枝,改生地黄为熟地黄而成。

☞ **类方**:①《医方考》卷5知柏地黄丸(原名六味地黄丸加黄柏知母方):本方加知母、黄柏,清泻虚火力强,主治阴虚火旺证。②《麻疹全书》杞菊地黄丸(原名杞菊六味丸):本方加枸杞子、菊花,兼明目之功,主治肝肾阴虚证。③《症因脉治》卷3都气丸:本方加五味子,兼纳气平喘之功,主治肾阴虚气喘者。④《体仁汇编》(录自《医部全录》卷331)麦味地黄丸(原名八味地黄丸):本方加麦冬、五味子,兼补肺阴,主治肺肾阴虚证。⑤《重订广温热论》卷2耳聋左慈丸:本方加石菖蒲、五味子、煅磁石,主治肾虚精脱,耳鸣耳聋。

左归丸 (《景岳全书》卷51)

新编:左归山萸山药地,枸杞龟鹿二胶施,再添菟丝与牛膝,壮水之主方第一。

前编:左归丸内山药地,萸肉枸杞与牛膝,菟丝龟鹿二胶合,壮水之主方第一。

主: 山茱萸四两、炒山药四两、熟地黄八两 ———— 滋阴补肾,填精益髓

　　 枸杞子八两、炒龟甲胶四两

次: 炒鹿角胶四两、菟丝子四两 ———— 温补肾阳,合主药"阳中求阴" ⎫滋阴补肾,
填精益髓

　　 酒川牛膝三两 ———— 补肝肾,强腰膝,健筋骨,引药下行

➡ 真阴不足证(真阴不足,精髓失充,封藏失职,阳无所制,清窍失濡)

➡ 头目眩晕,腰酸腿软,形体羸瘦,舌瘦质红苔少,脉细。

超级链接

☞ **左归**:"肾两者,非皆肾也。其左者为肾,右者为命门。"肾藏真阴真阳,左肾右命门说意为左属阴右属阳。故左归是指本方培补左肾之阴,以归复肾封藏真阴之功。

☞ **药物炮制**:炒珠:鹿角胶、龟甲胶皆血肉有情之品,峻补精髓,二者炒珠后一是易粉碎研粉,便于制丸;二是易被人体吸收,缓其滋腻碍胃之虞。

☞ **阳中求阴**:即在大量补阴药中配以少量补阳药,使"阴得阳升而泉源不竭"。

☞ **组成特点**:本方可看作由六味地黄丸去"三泻",加枸杞子、菟丝子、川牛膝、龟甲胶、鹿角胶而成,纯补无泻,阳中求阴。

大补阴丸(原名大补丸) 《丹溪心法》卷3

方剂歌诀

新编:大补阴丸熟地黄,龟甲知柏共成方,脊髓蜜丸盐汤下,阴虚火旺制亢阳。

前编:大补阴丸知柏黄,龟甲脊髓蜜成方,咳嗽咯血骨蒸热,阴虚火旺制亢阳。

方解与证治

君: 熟地黄六两、炙龟甲六两 ———— 滋阴潜阳,壮水以制火 ⎫
臣: 酒知母四两、炒黄柏四两 ———— 苦寒清热,降火以保阴 ⎬滋阴降火
佐: 猪脊髓、蜂蜜 ———— 滋补精髓,兼制黄柏苦燥伤阴之弊 ⎭

➡ 肾水不足,阴火偏旺证(肾阴虚损,封藏失职,虚火内生;水不涵木,肝阳失制;水不滋金,肺虚气逆,虚火灼络)

➡ 骨蒸潮热,盗汗遗精,咳嗽咯血,心烦易怒,舌红少苔,尺脉数而有力。

超级链接

☞ **阴虚火旺制亢阳**:肾阴不足,阴不制阳,则相火旺动,"亢则害"。方以熟地黄、龟甲滋阴培本,知母、黄柏降火清源,"承乃制"。

☞ **用量特点**：方中龟甲、熟地黄与知母、黄柏的用量之比为3:2，故本方重在滋阴培本，亦即"阴常不足，阳常有余，宜常养其阴"之意。

☞ **类方**：①《丹溪心法》卷3大补丸：由黄柏组成，功专"去肾经火，燥下焦湿"，但须与补气、补血药合用，"并不单用"。②《丹溪心法》卷3虎潜丸：本方去猪脊髓、蜜，加虎骨、锁阳、白芍、干姜、陈皮，功专强壮筋骨，主治肝肾不足，阴虚内热之痿证。

二至丸（原名女真丹）　（《扶寿精方》）

方剂歌诀

新编：二至女贞与旱莲，或加桑椹和成圆，肝肾阴虚得平补，消除眩晕与失眠。

前编：二至女贞与旱莲，桑椹熬膏和成圆，肝肾阴虚得培补，消除眩晕与失眠。

方解与证治

君：冬青子（女贞子）——甘凉，滋补肝肾　　}滋补肝肾
臣：墨旱莲——甘寒，滋补肝肾，又凉血止血

➡肝肾阴虚证（肝肾阴虚，精血不足，髓海失充，筋骨失养；虚热内生，扰乱心神，或迫血妄行）

➡头昏眼花，失眠多梦，腰膝酸软，口苦咽干，须发早白，或月经过多，舌红苔少，脉细。

超级链接

☞ **二至**：女贞子以冬至日采收者为佳，墨旱莲以夏至日采收者为佳，故采收二药宜在二至之日，故名"二至"。

☞ **桑椹**：紫者为第一，红者次之，青则不可用。甘酸寒，具有滋补肝肾阴血作用，若加入可增强本方补益之力。

☞ **平补**：女贞子、墨旱莲二药清凉平和，补而不滞，滋而不腻，适宜虚体久服。另外，平补还可由补泻兼施，以补为主的方剂体现。

一贯煎　（《续名医类案》卷18）

方剂歌诀

前编：一贯煎中生地黄，归杞沙参麦冬藏，少佐川楝疏肝气，阴虚胁痛此方良。

　　君:生地黄——滋肾养阴,清虚热　　　　　　　　　　┐
　　臣:当归、枸杞子——补肝阴,养肝血　　　　　　　　├滋阴疏肝
　　　　北沙参、麦冬——清肺益胃,生津止渴　　　　　　│
　　佐使:川楝子——疏肝泄热,行气止痛,并引诸药直入肝经┘
　　➡阴虚肝郁证[肝阴(血)不足,虚热内生;肝体失养,失于条达,气机郁滞,化火犯胃]
　　➡胁肋疼痛,吞酸吐苦,舌红少津,口燥咽干,脉虚弦。亦治疝气瘕聚。

超级链接

☞ **一贯:**意指以一味具条达之性川楝子贯穿于大队滋补柔润药中,并引其直达于肝,使肝体、肝用得以两全。

☞ **滋水涵木:**肾藏精,肝藏血,精血相生,乙癸同源。肾为肝之母,方配生地黄滋补肾阴,肾水充足自可涵养肝木。

☞ **培土、清金以制木:**木乘土,金克木。方中北沙参、麦冬清肺益胃,肺金清肃,胃土得润,则自可制肝木,复肝用。

☞ **川楝子功:**川楝子苦寒,入肝经,有疏肝泄热止痛之功,然其苦燥易伤阴血。本方将其与大队滋养阴血药配伍,则此弊不显,且使补中有疏,补而不滞。

百合固金汤 （《慎斋遗书》卷7）

方剂歌诀

　　新编:百合固金咳喘尝,麦冬玄参二地黄,归芍贝母桔草配,金水相生痰血康。
　　前编:百合固金二地黄,玄参贝母桔草藏,麦冬白芍当归配,喘咳痰血肺家伤。

方解与证治

　　主:百合—钱半、麦冬—钱半——养阴润肺　　　　　　　　　　　　┐
　　　　玄参—钱半、生地黄—钱半、熟地黄—钱——滋肾水以制虚火,　│
　　　　　　　　　　　　玄参、生地黄又凉血止血　　　　　　　　　├养阴润肺,
　　次:当归—钱、白芍—钱——养血和营,当归兼引血归经,白芍兼制肝木│化痰止咳
　　　　贝母—钱半、桔梗—钱半——化痰止咳,贝母兼清热润肺　　　　│
　　　　甘草—钱——合桔梗利咽,又调药　　　　　　　　　　　　　┘
　　➡肺肾阴虚证(肺肾阴虚,虚火上炎,炼津为痰,灼伤肺络)
　　➡咳嗽气喘,或伴痰中带血,咽喉燥痛,手足心热,舌红少苔,脉细数。

☞ **金水互损**:肺阴亏耗,不能输布津液下达于肾,则肾水之上源竭;肾水亏虚,水不制火,则虚火上炎而烁伤肺金,遂形成肺肾两亏,母子俱损病变。故方用百合、麦冬润肺金,生地黄、熟地黄、玄参滋肾水,二者相配,可使金水相生。

☞ **制肝木**:金本克木。肺金为娇脏,若肺金虚,则肝木极易反侮肺金,故方配白芍柔肝以制化。

☞ **桔梗**:上部出血忌升提,而桔梗具开宣肺气之功,故本方证若见咳血量大时,应减去桔梗。若兼见肺痈时,则不宜减去,因桔梗还可化痰排脓。

第五节　补阳剂

肾气丸　（《金匮要略》）

方剂歌诀

新编:肾气丸补肾阳虚,桂附山药地山萸,再加泻邪泽苓丹,水中生火在温煦。

前编:肾气丸补肾阳虚,地黄山药及茱萸,苓泽丹皮合桂附,水中生火在温煦。

方解与证治

主:桂枝一两、炮附子一两——温补肾阳,桂枝又助阳化气　｜温

　　山药四两、生地黄八两、山茱萸四两——滋肾养阴,合桂枝、附子少火生气　｜补

次:泽泻三两、茯苓三两——利水渗湿,防生地黄、山茱萸、山药滋腻之弊　｜肾

　　牡丹皮三两——清泻相火,兼制桂枝、附子温热之性　｜阳

➡肾阳虚证[(肾阴虚损日久)肾阳不足,温煦下焦无力,蒸腾气化失司,或气化不利,水液内停,聚而成痰,津不上承,或膀胱失约]

➡腰痛脚软,下半身常有冷感,小便不利或反多,舌淡而胖,脉虚弱而尺部沉细,以及痰饮、水肿、消渴、脚气、转胞等。

☞ **益火之源,以消阴翳**:本方证之治法。即通过温补肾阳,以消除内生阴寒之意。

☞ **小便不利或小便反多**:若肾阳虚,膀胱气化不利,水停内阻,则小便不利;若肾阳虚,膀胱失于约束,则小便反多。

☞ **转胞**：又称胞转、转脬，多见于孕妇。本方证因肾虚，使得孕妇胎满压迫膀胱，阻遏膀胱气化，遂致小便不利。

☞ **少火生气**："壮火散气"，故将少量补阳药配入大量滋阴药中，其意在于微微生火（生肾气），此即"少火生气"，亦为"水中生火"之义。

☞ **用量特点**：方中生地黄、山茱萸、山药、泽泻、牡丹皮、茯苓、附子、桂枝的用量之比为 8：4：4：3：3：3：1：1。

☞ **类方**：①《严氏济生方》加味肾气丸：本方易生地黄、桂枝为熟地黄、肉桂，加川牛膝、车前子，功专温阳利水，主治肾阳不足，水湿内停证。②《严氏济生方》十补丸：本方易生地黄、桂枝为熟地黄、肉桂，加鹿茸、五味子，温补力强，主治肾阳虚衰，精血不足证。

右归丸 （《景岳全书》卷51）

方剂歌诀

新编：右归丸中用附桂，鹿胶杜仲菟丝归，杞地山萸山药合，益火之源此方魁。

前编：右归丸中地附桂，山药茱萸菟丝归，杜仲鹿胶枸杞子，益火之源此方魁。

方解与证治

主：制附子二两、肉桂二两、炒鹿角胶四两 ⎫
　　姜杜仲四两、制菟丝子四两 ⎬ —— 温补肾阳

次：当归三两——养血和血，合鹿角胶补养精血

　　炒枸杞子三两、熟地黄八两、炒山茱萸三两、炒山药四两
　　——滋阴益肾，合主药"阴中求阳" ⎬ 温补肾阳，填精补血

➡ 真阳不足证（久病耗伤，或年事已高，或房劳过度,肾阳虚弱，封藏失职，精髓不足,温煦无力,膀胱约束无权）

➡ 神疲乏力，畏寒肢冷，腰膝酸软，阳痿遗精，舌淡苔白，脉沉而迟。

超级链接

☞ **右归**：据左肾右命门学说，右命门属阳，右归是指本方温补右命门之火，以归复右命门封藏真阳之功。

☞ **阴中求阳**：即在大量补阳药中配伍少量补阴药，以求"阳得阴助而生化无穷"。

☞ **组成特点**：本方可看作由肾气丸去"三泻"，易生地黄、桂枝为熟地黄、肉桂，加鹿角胶、杜仲、菟丝子、枸杞子而成，纯补无泻，阴中求阳。

☞ **类方**:①《景岳全书》卷51右归饮:本方去鹿角胶、菟丝子、当归,加炙甘草,温肾益精力减,益气补脾力略增。②《景岳全书》卷51赞育丹:本方去山药、菟丝子、鹿角胶,加白术、仙茅、炒淫羊藿、巴戟天、肉苁蓉、炒韭子、炒蛇床子,主治阳痿精衰,虚寒无子者。

第六节　阴阳并补剂

地黄饮子(原名地黄饮)　(《圣济总录》卷51)

方剂歌诀

新编:地黄山萸麦味斛,巴戟苁蓉与桂附,茯苓菖远姜枣煮,肾虚窍闭喑痱愈。

前编:地黄饮子山茱斛,麦味菖蒲远志茯,苁蓉桂附巴戟天,少入薄荷姜枣服,喑厥风痱能治之,火归水中水生木。

方解与证治

主:熟地黄一两、炒山茱萸一两、麦冬半两 ⎫
　　　炒五味子一两、石斛一两　　　　　　⎬——滋阴补肾 ⎫滋肾阴,
　　　巴戟天一两、酒肉苁蓉一两、肉桂一两、炮附子一两——温壮肾阳 ⎬补肾阳,
次:茯苓一两、石菖蒲半两、远志半两——交通心肾,化痰开窍 ⎬化痰开窍
　　　生姜三片、大枣二枚——和胃补脾,大枣兼调药 ⎭

➡ 喑痱(肾阴阳两虚,肢体失养,虚火挟痰浊上犯,清窍不利)

➡ 舌强不能言,足废不能用,口干不欲饮,足冷面赤,脉沉细弱。

超级链接

☞ **喑**:即舌强不能言语。因肾阴虚,虚火内生;肾阳虚,水湿停聚成痰,虚火挟痰上蒙心窍,阻塞舌系所致。

☞ **痱**:即足废不能行走。因肾阴阳虚衰,肾病及肝,肝阴血不足,下肢筋骨失于温煦、濡养所致。

☞ **巴戟天配肉苁蓉**:均为温补肾阳之品,并具润泽之性,二者配伍,温肾力强,为补肾助阳之润剂。

☞ **姜枣功**:姜和胃,枣补脾,二者合则调补脾胃以助后天生化气血,继以充养先天阴阳。

☞ **类方**:《黄帝素问宣明论方》卷2地黄饮子:较本方在用法中又加"薄荷五七片",取其轻清上行,增疏郁宣窍之力。

龟鹿二仙胶（原名延龄育子龟鹿二仙胶） 《医便》卷1

方剂歌诀

新编:医便龟鹿二仙胶,枸杞人参熬成膏,阴阳并补精气旺,诸虚百损治效高。

前编:人参龟甲鹿角胶,再加枸杞熬成膏,滋阴益肾填精髓,精极用此治效高。

方解与证治

主:鹿角胶_{十斤}——温肾壮阳,填精补血

　　龟甲胶_{十斤}——滋阴补肾,填精益髓

次:枸杞子_{三十两}——助主药补肝肾精血

　　人参_{十五两}——大补元气,益脾胃以养先天

滋阴填精,益气壮阳

➡ 真元虚损,精血不足证(先天禀赋不足,或后天调养失宜,或久病累及,肾脏精血阴阳虚弱)

➡ 腰膝酸软,形体瘦削,两目昏花,阳痿遗精。

超级链接

☞ **龟鹿二仙**:指本方用鹿角、龟甲二味血肉有情之品,精血阴阳俱补,精生则气旺,气旺则神昌,以冀达龟、鹿之仙年,故名"二仙"。

☞ **龟甲胶配鹿角胶**:二者甘平力缓,专于滋补,龟甲胶补至阴,通达于任;鹿角胶温督补阳,合则补阴阳,通任督。

☞ **《医便》**:为明代医家王君赏(字三才)所著,收入民国裘庆元编《珍本医书集成》。

七宝美髯丹 《积善堂方》,录自《本草纲目》卷18

方剂歌诀

新编:七宝美髯二乌苓,骨脂菟膝归杞并,发白骨软齿松动,滋水涵木效特灵。

前编:七宝美髯归杞乌,苓膝故纸芝麻菟,筋痿骨软齿动摇,重在滋水与涵木。

方解与证治

主:赤、白何首乌_{各一斤}——补肝肾,益精血,乌须发,强筋骨

次:赤、白茯苓_{各一斤}——渗湿健脾,使补而不滞

　　炒补骨脂_{四两}、酒菟丝子_{八两}——温肾固精

　　酒牛膝_{八两}——助首乌补肝肾,强筋骨

　　酒当归_{八两}、酒枸杞子_{八两}——助首乌补肝肾精血

补益肝肾,乌发壮骨

➡ 肝肾不足证(肝肾不足,精血亏虚,形体官窍失养)

➡ 须发早白,脱发,齿牙动摇,腰膝酸软。

☞ **七宝美髯**：须发为血之余，精所化。意指方中七味药物合则温补肝肾精血，使须发恢复乌黑华美之态。

☞ **赤、白何首乌**：赤何首乌，又称何首乌，为蓼科植物，具养血滋阴，润肠通便，截疟，祛风，解毒之功；白首乌，为萝摩科植物，具补肝肾，强筋骨，益精血，健脾消食，解毒疗疮之功。二者合用，可增补虚之力。

☞ **赤、白茯苓**：茯苓为多孔菌科真菌茯苓的干燥菌核，其由外到内依次为茯苓皮、赤茯苓、白茯苓、茯神和茯神木。赤茯苓，为茯苓皮里面的淡红色部分，功专利水，利湿热，破结气；白茯苓，又称茯苓，为切除赤茯苓后的白色部分，功主渗湿利水，健脾和胃，宁心安神。二者合用，可增祛邪之力。

☞ **用法特点**：清晨温酒下，午时姜汤下，卧时盐汤下：温酒助阳以应清晨阳升，姜汤和胃以应午时旺土，盐汤入肾以应卧时阴降。

☞ **药物炮制**：方中菟丝子、牛膝、当归、枸杞子均用酒浸，意取酒性炎上之用；补骨脂以黑芝麻炒香，意取黑芝麻色黑，补肝肾，益精血之用。

第七节 阴阳气血并补剂

炙甘草汤（又名复脉汤） 《伤寒论》

方剂歌诀

新编：炙甘草汤地枣参，麦胶麻仁桂姜存，心动悸兮脉结代，水酒同煮脉有神。

前编：炙甘草汤参桂姜，麦地胶枣麻仁襄，心动悸兮脉结代，虚劳肺痿俱可尝。

方解与证治

君：炙甘草〔四两〕——益气补脾养心 ⎫
　　生地黄〔一斤〕——滋阴补血充脉 ⎬
臣：大枣〔三十枚〕、人参〔二两〕——助炙甘草益气补脾养心 ⎬益气补血，滋阴复脉
　　麦冬〔半升〕、阿胶〔二两〕、麻仁〔半升〕——助生地黄滋补阴血 ⎬
佐：桂枝〔三两〕、生姜〔三两〕、清酒〔七升〕——通阳复脉 ⎭

➡阳气虚弱，阴血不足证（伤寒汗吐下后，阴血亏虚，心脉失于充养；阳气虚弱，行血通脉无力）

➡脉结代，心动悸，舌光色淡。亦治阴血亏虚之虚劳肺痿。

☞ **复脉**：指服本方后,可使心之阳气得以温补,阴血得以充盛,血脉得以通畅,悸定而脉复如常。故本方又名复脉汤。

☞ **脉结代**：为缓而不整的歇止脉,止无定数者为结脉,止有定数者为代脉。本方证因阳气不足,无力鼓动血脉,脉气不相接续所致。

☞ **心动悸**：即心跳动激烈,不能自主。本方证因阴血不足,血脉无以充盈,心失所养所致。

☞ **虚劳肺痿**：虚劳是多种慢性虚弱病证之总称,肺痿指肺叶痿弱不用,合则指肺脏的慢性虚损性疾患。本方可用治肺痿虚热证(宜减方中桂枝、生姜、清酒)。

☞ **清酒**：一是与浊酒相对,指浊酒经过滤、澄清或加入石炭后,所得的上层清澈酒液;二是与事酒、昔酒相对,指冬酿夏熟,祭祀之酒。前者主要为米酒,后者应为黄酒。现今大多认同前者。

☞ **用量特点**：方中生地黄用量最重(十六两),意在以其大补阴血以充脉;炙甘草用量也相对较重(四两),意在以其益气通脉,甘缓定悸。

☞ **麻仁**：主要有麻子仁(火麻仁)、(黑)芝麻、酸枣仁三种说法。从功效看,火麻仁专润燥滑肠,黑芝麻专滋养阴血,酸枣仁专养心安神,本方麻仁若为黑芝麻则更加切合方证。如临证伴见肠燥便秘者,可用火麻仁;心悸失眠者,可用酸枣仁。

☞ **生姜**："汗为心之液","汗血同源",故阴血虚损者有发汗之禁,生姜亦在其列。本方用之,确有可疑之处? 若参照再造散、逍遥散,将生姜煨、烧后再用,似较为妥当。

☞ **类方**：《温病条辨》卷3加减复脉汤:本方去人参、桂枝、生姜、大枣,加白芍,功专滋阴生津,主治温病后期邪热久羁,阴液亏虚证。

(刘华东)

第九章　固涩剂

【定义】　多以收涩药为主组成,具有收敛固涩作用,治疗气血精津滑脱散失病证的方剂,称为固涩剂。

【分类】　据滑脱散失的表现不同,分为固表止汗(治自汗盗汗)、敛肺止咳(治久咳肺虚证)、涩肠固脱(治久泻久痢)、涩精止遗(治遗精滑泄、尿频遗尿)和固崩止带(治崩漏、带下)剂五类。

【配伍】　常配益气健脾、温中散寒、滋养阴血、温肾助阳、疏风散邪、宣肺化痰、宁心安神、行气化湿、清热疏肝等药。

【使用注意】　① 适当配伍补虚药,以标本兼顾。② 元气大虚,亡阴亡阳者,宜急用回阳固脱之法。③ 实邪所致汗出、咳嗽、遗精、泻痢、崩漏、带下等,不宜用。④ 病证由实转虚,但邪气未尽者,不可早用固涩剂,以免闭门留寇。

超级链接

☞ **滑脱散失**:气血精津液是营养人体的精微物质,在正常情况下,不断地被消耗,又不断地得到补充,消耗与补充处于相对的稳定状态。若正气虚弱抑或邪气强盛,气血精津液消耗明显过度,往往出现滑脱不禁,散失不收,甚至危及生命。本章所涉治疗因正气虚弱引起气血精津液滑脱散失病证,依"散者收之"、"涩可固脱"等理论立法组方治之。

☞ **固涩剂与补益剂**:均含补虚药,有扶正补虚之功,治正虚无邪病证。但固涩剂以收涩药为主组成,功主收敛固涩,治气血精津滑脱散失之证,体现急则治其标之法;补益剂以补虚药为主组成,功主扶正补虚,治气血阴阳不足之证,体现缓则治其本之法。二者常配伍应用,标本兼顾。

☞ **配补虚药**:正虚导致气血精津液滑脱散失,气血精津液滑脱散失又加重正虚,故固涩剂中常配补虚药(或用具有收涩作用的补虚药,如山药),以期标本兼顾。

第一节　固表止汗剂

牡蛎散　(《太平惠民和剂局方》卷8)

方剂歌诀

新编:牡蛎散内用黄芪,麻根小麦合用宜,卫虚自汗或盗汗,收敛固表见效奇。
前编:牡蛎散内用黄芪,浮麦麻根合用宜,卫虚自汗或盗汗,固表收敛见效奇。

方解与证治

君：煅牡蛎一两——收涩止汗，敛阴潜阳⎫
臣：黄芪一两——益气实卫，固表止汗⎪敛阴止汗，益气固表
佐：麻黄根一两——助煅牡蛎收敛止汗⎬
　　小麦百余粒——益气养心，退热除烦⎭

➡自汗，盗汗（气虚卫外不固，阴不内守而外泄，心阴受损，心阳不潜，心气耗伤）
➡体常自汗，夜卧即甚，久而不止，心悸惊惕，短气烦倦，脉细弱。

超级链接

☞ **麻黄根**：与麻黄同出一源，但功效有异，麻黄（草质茎）主发汗，而麻黄根主止汗。

☞ **牡蛎配黄芪**：煅牡蛎味涩固敛营阴，黄芪甘温益气实卫，二者相配，固营实卫，营卫和则汗出自止。

☞ **类方**：①《医方集解》牡蛎散：本方易小麦为浮小麦，止汗之力增，而养心除烦之功减。②《备急千金要方》卷10牡蛎散：由牡蛎、白术、防风组成，主治卧则盗汗，风虚头痛者。

第二节　敛肺止咳剂

九仙散　（王子昭方，录自《卫生宝鉴》卷12）

方剂歌诀

新编：九仙粟壳乌梅味，人参阿胶桔梗贝，款冬桑皮为末服，敛肺止咳气自回。
前编：九仙散用乌梅参，桔梗桑皮贝母承，粟壳阿胶冬花味，敛肺止咳气自生。

方解与证治

君：蜜罂粟壳八两——敛肺止咳⎫
臣：乌梅一两、五味子一两——助罂粟壳敛肺止咳⎪敛肺止咳，
　　人参一两、阿胶一两——益气养阴润肺⎬益气养阴
佐：桔梗一两、贝母半两——化痰止咳，贝母兼清热，桔梗兼宣肺⎪
　　款冬花一两、桑白皮一两——降气化痰，止咳平喘，桑白皮又清肺热⎭

➡久咳肺虚证（久咳伤肺，肺气耗散，卫外不固，肺阴亏损，虚热内生，炼液成痰）
➡久咳不止，咳甚则气喘自汗，痰少而粘，脉虚数。

☞ **九仙散**：原治一切咳嗽。意指药用九味,制作散剂,止久咳其效如神(仙),故名之。

☞ **用量特点**：罂粟壳"酸涩微寒,功专敛肺、涩肠、固肾",本方重用为君以治久咳肺虚,又蜜制后还可润肺化痰。但罂粟壳有毒且收涩力强,故不宜多服、久服。

☞ **阿胶功**："补血与液","凡治喘嗽,不论肺虚肺实,可下可温,须用阿胶以安肺润肺。其性和平,为肺经要药。"

第三节　涩肠固脱剂

真人养脏汤（原名纯阳真人养脏汤）　《太平惠民和剂局方》卷6

方剂歌诀

新编：养脏粟壳诃肉蔻,人参白术当归芍,肉桂木香甘草共,久痢脱肛服之瘳。

前编：真人养脏木香诃,当归肉蔻与粟壳,术芍参桂甘草共,脱肛久痢服之瘥。

方解与证治

君：蜜罂粟壳_{三两六钱}——涩肠止泻以固脱

臣：诃子_{一两二钱}、煨肉豆蔻_{半两}——助罂粟壳涩肠止泻,
　　　　　　　　　　　　　　　　肉豆蔻又温中止痛

佐：人参_{六钱}、白术_{六钱}——补气健脾

　　当归_{六钱}、白芍_{一两六钱}——养血和血　　　　　涩肠固脱,温补脾肾

　　肉桂_{八钱}——温肾暖脾

　　木香_{一两四钱}——理气醒脾,使补、涩不滞

佐使：炙甘草_{八钱}——合人参、白术益气,合白芍缓急
　　　　　　　　　　止痛,调和诸药

➡ 久泻久痢,脾肾虚寒证(久泻久痢,积滞已去,脾肾虚寒,肠失固摄)

➡ 泻痢无度,滑脱不禁,脐腹疼痛,喜温喜按,倦怠食少,舌淡苔白,脉沉迟。亦治脱肛坠下。

☞ **纯阳真人养脏汤**：脾肾虚寒,滑泄难止,而本方足以固涩滑泄,葆养脏气;又传本方乃纯阳真人吕洞宾所授,且剂型为汤,故名之。

☞ **脱肛**：有寒热虚实之分，本方适用于虚寒证，不宜于气陷、便秘等引起的脱肛。

☞ **涩补不滞**：方用罂粟壳、诃子与人参、炙甘草等大量收涩、温补之品，加之脾虚失运，易致气机壅滞，故配木香辛散行气，使得涩补而不滞。

四神丸 （《内科摘要》卷下）

方剂歌诀

新编：四神肉蔻与骨脂，再添吴萸五味子，姜枣同煮枣肉丸，五更肾泻火衰宜。

前编：四神吴萸与故纸，肉蔻五味四般齐，大枣生姜同煎合，五更肾泻最相宜。

方解与证治

君：补骨脂（破故纸）四两──补肾助阳，温脾止泻

臣：肉豆蔻二两──涩肠止泻，温中理脾

佐：炒吴茱萸一两──助君、臣药温脾肾而散阴寒 ┐

　　五味子二两──助君、臣药止泻，助补骨脂益肾 ├ 温补脾肾，涩肠止泻

　　生姜四两、大枣五十枚──调补脾胃 ┘

➡ 肾泄（命门火衰，不能温煦脾土，脾失健运）

➡ 五更腹泻，不思饮食，食谷不化，肢冷神疲，或腹痛，腰酸，舌淡苔白，脉沉迟无力。

超级链接

☞ **肾泄**：又称五更泄、鸡鸣泄、晨泄。五更即黎明之前，正是阴气盛极，阳气初生，木气萌动之时。命门火衰，不能温煦脾土，阴寒内盛，肝经亦受寒，致阳气不胜寒凝，上升之机转为下降，加之肝不助脾之升清，阴气极而下行，故为泄泻。但五更泄也有因食积、酒积、肝火等所致者，此非本方所治。

☞ **用法特点**：① 煮姜、枣，水干取枣肉：去姜，盖因其较难揉合入丸；取枣肉（兼具姜之气味），为丸，既助本方温补之力，又可矫正方中药物不适气味。② 空心日前服：即平旦服。但是，滑伯仁说："晨泻，空心服药不效，令至晚服即效。以暖药一夜在腹，可胜阴气也"，汪昂也说："若平旦服之，至夜药力已尽，不能敌一夜之阴寒故也"。据此，本方服药首选平旦，不效后再改至晚，若分平旦、至晚两次服药则效更佳。

☞ **组成特点**：本方可看作由《普济本事方》二神丸（补骨脂、肉豆蔻、生姜、大枣）合五味子散（五味子、吴茱萸）而成。

☞ **类方**：《普济本事方》三神丸（录自《本草纲目》卷14）：即二神丸加木香，兼顺其气，以促进饮食。

桃花汤 （《伤寒论》）

方剂歌诀

新编：桃花汤中赤石脂，半汤半散法颇奇，干姜粳米同煎服，虚寒下利正宜施。

前编：桃花汤中赤石脂，粳米干姜共用之，石脂又与禹粮合，久痢脱肛正宜施。

方解与证治

君：赤石脂—斤——涩肠固脱止血 ⎫
臣：干姜—两——温中散寒　　　⎬温中涩肠 → 虚寒痢疾（下痢日久不愈，损及脾之
佐：粳米—升——养胃和中　　　⎭　　　　　　　阳气，寒从中生，大肠失固）

➡ 久痢不愈，大便脓血，色暗不鲜，腹痛喜温喜按，舌淡苔白，脉迟弱。

-------- 超级链接 --------

☞ **桃花**：取方中主药赤石脂（又称桃花石）色红，煎汤色如桃花之意。

☞ **半汤半散**：即赤石脂一半全用共煎汤，一半筛末为散。取赤石脂一半筛末内服，使药物在肠道停留时间延长，从而更好地发挥赤石脂收涩止痢功效。

☞ **类方**：《延年秘录》驻车丸（录自《外台秘要》卷25）：由黄连、干姜、当归、阿胶组成，主治久痢、休息痢之阴虚湿热证。

第四节　涩精止遗剂

金锁固精丸 （《医方集解》）

方剂歌诀

新编：金锁固精潼蒺藜，芡实龙牡莲须齐，莲粉糊丸盐汤下，能止无梦夜滑遗。

前编：金锁固精芡莲须，龙骨牡蛎潼蒺藜，莲粉糊丸盐汤下，能止无梦夜滑遗。

方解与证治

君：炒沙苑蒺藜（潼蒺藜、沙苑子）三两——补肾固精 ⎫
臣：芡实二两——助沙苑子益肾固精，又补益脾气　　　⎬补肾涩精
佐：煅龙骨—两、煅牡蛎—两——助君、臣药涩精止遗，又潜阳安神
　　莲须二两、莲子粉——助君、臣药涩精，又养心安神 ⎭

➡ **肾虚精关不固证**（肾虚封藏失职，精关不固）

➡ 遗精滑泄，腰痛耳鸣，舌淡苔白，神疲乏力，四肢酸软，脉细弱。

☞ **金锁固精丸**:意指本方补肾固精,使肾复封藏,精不外泄,犹如贵重的金锁一样锁住精关,制作丸剂,故名之。但精关不固为下焦邪盛所致者,禁用本方。

☞ **滑泄**:又称滑精,指无梦而遗精,甚至清醒时精液自行流出者。另滑泄还有解作滑泻,即泄泻不能自制,此非本方证所指。

☞ **龙骨配牡蛎**:龙骨"入肝敛魂,收敛浮越之气";牡蛎"得金水之性","能戢敛纂摇之阴气"。二者相配,"摄阳以归土,据阴以召阳";煅则味涩,"涩可去脱"也。

☞ **用法特点**:莲子粉糊为丸,盐汤下:莲子有交通心肾之功,心肾交则神安而精固;盐味咸,咸入肾,以此下丸可引药直达病所。

☞ **类方**:《本草图经》水陆丹(录自《证类本草》卷12):由金樱子、芡实组成,治遗精、白浊。

桑螵蛸散 (《本草衍义》卷17)

方剂歌诀

新编:桑螵蛸散龟甲龙,参归茯神菖远同,夜卧人参汤调下,补肾宁心水火通。

前编:桑螵散治小便数,参苓龙骨同龟壳,菖蒲远志加当归,补肾宁心健忘却。

方解与证治

君:桑螵蛸—两——补肾助阳,固精止遗

臣:炙龟甲—两——滋阴益肾,补心安神

    龙骨—两——助桑螵蛸收敛固涩,又镇心安神

佐:人参—两、当归—两——补气养血,助龟甲补心安神

    茯神—两、石菖蒲—两、远志—两——安神定志,交通心肾

（调补心肾,涩精止遗）

➡ 心肾两虚,心肾不交证(肾虚不藏,膀胱失约;心气不足,心神失养,心肾两虚,心肾不交)

➡ 小便频数,或遗尿,或遗精,心神恍惚,健忘,舌淡苔白,脉细弱。

☞ **交通心肾**:意即心火下交于肾水,肾水上交于心火。方中用善开心窍之石菖蒲配通肾气上达于心之远志,善镇心安神而益肾之龙骨配滋阴潜阳而通心之龟甲,均可使心肾相交。

☞ **人参功**:方中本有人参,但在服用时,又以人参汤调服,说明本方人参用量独大。究其意有三:一是大补元气,使肾复封藏;二是补心安神,助交通心肾;三是补益肺气,促肺司通调水道。

☞ **组成特点**:本方可看作由《备急千金要方》茯神散(人参、茯神、远志、菖蒲)合孔圣枕中方(龟甲、远志、菖蒲、龙骨),加当归、桑螵蛸而成。

缩泉丸(原名固真丹) 《魏氏家藏方》卷6

方剂歌诀

新编:缩泉丸治小便频,膀胱虚寒约失灵,益智乌药共为末,山药糊丸效显明。
前编:缩泉丸治儿尿频,脬气虚寒约失灵,山药台乌加益智,糊丸多服效显明。

方解与证治

君:炒益智仁——温肾固精,缩尿止遗	温肾散寒,缩尿止遗	膀胱虚寒证(肾气不足,膀胱虚寒,约束无力)	→	小便频数,或遗尿,或小便清长,舌淡,脉沉弱。
臣:乌药——行气散寒,又止尿频				
佐:炒山药——助益智仁补肾固精,又补脾益气				

超级链接

☞ **用法特点**:嚼茴香数十粒,盐汤或盐酒下:茴香辛温,温肾暖胃;酒辛热,散寒,行药势,共协本方温肾散寒之力。又茴香、盐皆可入肾,并作引经之用。

☞ **益智仁配乌药**:方以益智仁收缩小便为主,乌药调气散寒为辅,二者配伍,寓收于散,涩而不滞,开合有度,促膀胱气化复常。

☞ **类方**:《寿世保元》卷5加味地黄丸:由生地黄、山药、牡丹皮、茯苓、山茱萸、补骨脂、益智仁、人参、肉桂组成,主治肾与膀胱虚冷,遗尿不禁,或睡中自出。

第五节 固崩止带剂

固冲汤 (《医学衷中参西录》)

方剂歌诀

新编:固冲汤中白术芪,山萸芍龙牡蛎施,棕榈五倍茜海蛸,冲脉滑脱崩漏医。
前编:固冲汤中用术芪,龙牡芍茜与山萸,五倍海蛸棕炭合,崩中漏下总能医。

主:炒白术一两、生黄芪六钱——益气健脾升提,使血统摄有权

山茱萸八钱——补益肝肾,收敛固涩 ⎫
⎬ 固冲摄血,
次:白芍四钱——助山萸肉补益肝肾 ⎪ 益气健脾

煅龙骨八钱、煅牡蛎八钱、棕榈炭二钱、五倍子五分——收涩止血

茜草三钱、海螵蛸四钱——化瘀止血,使血止而不留瘀 ⎭

➡ 脾肾亏虚,冲脉不固之崩漏(肾虚不固,脾虚不摄,冲脉滑脱)

➡ 突然血崩或漏下不止,色淡质稀,头晕肢冷,神疲气短,舌淡,脉微弱。

超级链接

☞ **固冲**:即固涩冲脉滑脱之义。"冲脉上隶于胃阳明经,下连于肾少阴经"。冲脉盛,血海盈,月经以时下。若冲脉滑脱,则崩中漏下,可予本方施治。

☞ **急则治标**:血大下后,极易气随血脱,"此证诚至危急之病",病急则治其标,故方用大量收涩之品以固脱,但血止后还需澄源培本。

☞ **血止而不留瘀**:方用大量益气、收敛之品,止血过急极易留瘀,故配有化瘀功效的海螵蛸、茜草,使血止而无留瘀之弊。

固经丸 (方出《丹溪心法》卷5,名见《医方类聚》卷210引《新效方》)

方剂歌诀

新编:固经丸内龟芍芩,黄柏椿皮香附匀,加酒糊丸空心下,阴虚血热漏下宁。

前编:固经丸内龟甲君,黄柏椿皮香附芩,更加白芍糊丸服,漏下崩中均可宁。

方解与证治

主:炙龟甲一两——益肾滋阴降火

炒白芍一两——敛阴益血养肝

炒黄芩三钱——清热止血 ⎫
⎬ 滋阴 ⎫ 阴虚血热之 ⎫ 经水过多,或
次:炒黄柏三钱——泻火坚阴 ⎪ 清热, ⎬ 崩漏(肝肾阴 ⎪ 漏下不止,血
椿根皮七钱——清热固经,收涩止血 ⎬ 止血 ➡ 虚,相火炽盛, ➡ 色深红或紫
香附二钱半——疏肝解郁,行气调经,兼 ⎪ 固经 ⎭ 损伤冲任,迫 ⎪ 黑、质黏稠,手
防寒凉太过致血止留瘀 ⎭ 血妄行) ⎭ 足心热,腰膝
酸软,舌红,脉
细数。

☞ **用法特点**:酒糊丸;温酒下:酒,大辛大热,阴虚火旺者本当禁忌。本方用之以助行药势,或作反佐之用,并使诸药寒而不凝、涩而不滞。

☞ **类方**:《太平惠民和剂局方》卷5震灵丹:由禹余粮、紫石英、赤石脂、代赭石、乳香、没药、朱砂组成,主治冲任不固,瘀阻胞宫之崩漏或带下久延不止者。

完带汤 (《傅青主女科》卷上)

方剂歌诀

新编:完带白术山药参,苍术陈皮车前仁,柴芍荆芥与甘草,脾虚白带此方珍。

前编:完带汤中白术陈,苍术参草车前仁,柴芍淮山黑芥穗,化湿止带此方能。

方解与证治

主:炒白术一两、炒山药一两——补脾燥湿,固肾止带

次:人参二钱——助主药益气补脾

　　苍术二钱——燥湿运脾

　　陈皮五分——行气化湿,使补而不滞

　　酒车前子(仁)三钱——渗利水湿,使湿浊从小便分消

　　柴胡六分、白芍五钱、炒荆芥五分——柔肝疏肝以扶脾,柴胡又升阳,荆芥又收涩止带

　　甘草一钱——益气补中,调和诸药

} 补中健脾,化湿止带

➡ 脾虚湿浊带下证(脾虚肝郁,带脉失约,湿浊下注)

➡ 带下量多,色白或淡黄,清稀无臭,或伴倦怠乏力,大便溏薄,舌淡苔白,脉缓或濡弱。

☞ **完带汤**:"白带乃湿盛而火衰,肝郁而气弱",本方可使脾虚得补,脾运得健,肝郁得舒,湿浊得化,带下得止而全无,故名之。

☞ **白术配山药**:白术甘苦温,"为脾脏补气第一要药",兼可燥湿;山药甘平,补脾养胃,兼可固涩。二者相配,"大补脾胃之气……脾气健而湿气消,自无白带之患也",故本方重用之。

☞ **柴胡功**:柴胡"升提肝木之气",使"风木不自塞于地中",合白芍则肝血不燥,木不克土,使脾气升健,自可生化水谷精微,水湿不生,则绝无白带之患。

易黄汤 （《傅青主女科》卷上）

方剂歌诀

新编:易黄芡实山药多,黄柏车前与白果,固肾清热又祛湿,带下黄稠用勿错。

前编:易黄芡实与山药,车前黄柏加白果,健脾清热又祛湿,能消带下黏稠多。

方解与证治

主:炒芡实一两、炒山药一两——补肾固精,收涩止带 ⎫

次:盐黄柏二钱——清热燥湿 ⎬ 补肾祛湿,清热止带

　　酒车前子一钱——利水渗湿,使湿热从小便分消 ⎪

　　白果十枚——助芡实、山药收涩止带 ⎭

➡ 肾虚湿热带下证(肾虚气化失司,水湿内停,蕴湿化热,湿热浸淫任脉,循经下注)

➡ 带下量多,质黏稠,色黄如浓茶汁,其气腥秽,舌红苔黄腻。

超 级 链 接

☞ **黄带**:"黄带乃任脉之湿热",故方中山药、芡实专补任脉之虚,加白果引入任脉;肾与任脉相通相济,黄柏清肾中之火以解任脉之热,加车前子清热利湿。

☞ **健脾**:方中芡实、山药用量独重,二者既能益肾固精,又可补气健脾,故本方也可用于脾虚湿热带下证。

☞ **类方**:《医学衷中参西录》清带汤:由生山药、生龙骨、生牡蛎、海螵蛸、茜草组成,主治妇女赤白带下,绵绵不绝者。

(刘华东　周志涣)

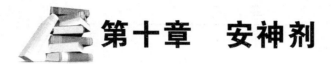

第十章　安神剂

【定义】　多以安神药为主组成，具有安神定志作用，治疗神志不安疾患的方剂，称为安神剂。

【分类】　据病证虚实、五脏关联，常分为重镇安神（治阳亢火动，内扰心神证）、滋养安神（治阴血不足，心神失养证）和交通心肾（治心肾不交，心神不安证）剂三类。

【配伍】　常配伍平肝潜阳、清热泻火、滋阴养血、消食和胃、补气使脾、柔肝缓急等药。

【使用注意】　① 不宜多服、久服，避免妨碍脾胃运化。② 素体脾胃虚弱者宜配健脾和胃、理气之品。③ 控制朱砂等有毒药物用量及服药时间。④ 积极配合疏导精神情志，调理生活起居。

超级链接

☞ **神志不安疾患**：因心藏神，血养神；肝藏魂，肝藏血；肾藏志，肾藏精，故本病与心、肝、肾三脏关系较为密切，但其主病在心。本章涉及部分神志不安疾患，依"惊者平之"、"重可镇怯"等理论立法组方。还有，因热、燥屎、痰、瘀血、气血两虚等引起者，分别见于清热剂、泻下剂、祛痰剂、活血化瘀剂、补益剂等章节。

☞ **重镇配滋养**：阳亢火动，易耗伤阴血；阴血不足，易阳亢火动。故重镇安神剂中常配滋养阴血药，如朱砂安神丸中用生地黄、当归；滋养安神剂中常配重镇泻火药，如天王补心丹中用朱砂等。

第一节　重镇安神剂

朱砂安神丸 《内外伤辨惑论》卷中

方剂歌诀

新编：朱砂安神东垣方，黄连草归生地黄，惊悸不寐心烦乱，重镇泻火可复康。

前编：朱砂安神东垣方，归连甘草合地黄，怔忡不寐心烦乱，养阴清热可复康。

主：朱砂_{五钱}——镇心安神泻火

酒黄连_{六钱}——清心泻火除烦 } 镇心安神,泻火养阴

次：甘草_{五钱五分}——清热,和中,调药

当归_{二钱五分}、生地黄_{一钱五分}——滋养阴血

➡ 心火偏亢,阴血不足证(心火亢盛,心神被扰;阴血耗损,神失所养)

➡ 失眠多梦,惊悸怔忡,心烦神乱,舌红,脉细数。

超 级 链 接

☞ **东垣**:指金元时期医家李杲(字明之,晚号东垣老人),著《脾胃论》《内外伤辨惑论》《兰室秘藏》等,倡导"人以胃气为本",临证善温补脾胃,故被后世称为"补土派"。

☞ **惊悸怔忡**:为心悸的两种类型,指病人自觉心中悸动,惊惕不安,甚则不能自主等。惊悸,病情较轻,由外因所致,时作时止;怔忡,病情较重,由内因引起,常无休止。

☞ **标本兼治**:方用朱砂、黄连重镇泻火以治本,生地黄、当归滋养阴血以治标,使心火下降,阴血上承,则心宁神安。

珍珠母丸(原名真珠丸) (《普济本事方》卷1)

方剂歌诀

新编:珍珠母丸龙齿参,归地茯神柏枣仁,犀沉蜜丸朱砂衣,潜阳滋阴又宁神。

前编:珍珠母丸归地参,犀香龙苓柏子仁,更加酸枣定惊悸,阴血得养可宁神。

方解与证治

君：珍珠母_{三分}、龙齿_{半两}——平肝潜阳,重镇安神

臣：人参_{一两}、当归_{一两半}、熟地_{一两半}——养阴血,益心气

茯神_{半两}、柏子仁_{一两}、酸枣仁_{一两}——安神定志 } 镇心安神,平肝潜阳,滋阴养血

佐：犀角_{半两}——清心火,助君药镇惊安神

沉香_{半两}——降逆气,助君药摄纳浮阳

佐使：朱砂——助君药镇心安神,引诸药入心经

➡ 心肝阳亢,阴血不足,神志不宁证(心肝阳亢,上扰清阳;阴血不足,心神失守)

➡ 入夜少寐,时而惊悸,头目眩晕,脉细弦。

☞ **真珠**:即珍珠。珍珠与珍珠母均具镇惊安神、平肝潜阳、清肝明目等作用,一般认为珍珠安神、明目力强,但平肝潜阳力不及珍珠母。因珍珠价格较贵,故临证时多用珍珠母代之。本方中珍珠母只用三分,又原名真珠丸,且下注"真珠母大于常珠形状不一",可见原方中珍珠母当为珍珠。

☞ **用法特点**:金银、薄荷汤送下:金银为土之精华所结,质重坠,得天地之正气,煎汤服可增本方平肝镇心安神之力;薄荷辛凉,气味芳烈,煎汤服可增本方透热疏肝之效。

第二节　滋养安神剂

天王补心丹　《校注妇人良方》卷6)

方剂歌诀

新编:天王补心地二冬,三参归苓远味同,柏枣仁与桔朱砂,育养心神力量雄。

前编:补心丹用柏枣仁,二冬生地与归身,三参桔梗朱砂味,远志茯苓共养神,或加菖蒲去五味,心气开通肾气升。

方解与证治

君:生地黄四两——滋阴血,清虚热

臣:天冬二两、麦冬二两、玄参五钱——助生地黄滋阴清热

　　丹参五钱、酒当归二两——助生地黄补心血,养心神

佐:人参五钱、茯苓五钱——补心宁神,益气生血

　　远志五钱、五味子二两、柏子仁二两、炒酸枣仁二两——宁心安神

佐使:桔梗五钱——载药上行,宣畅上焦

　　朱砂——镇心安神

滋阴养血,补心安神

➡心肾阴虚血少,心神不安证(思虑过度,心肾阴亏,虚火妄动,神志不安)

➡虚烦少寐,心悸神疲,梦遗健忘,大便干结,口舌生疮,手足心热,舌红少苔,脉细数。

☞ **天王补心丹**:本方丹剂实为丸剂,取灵丹妙药之义也。意指邓天王传授补心养神,珍贵灵验之丹方。

☞ **用法特点**:竹叶煎汤:竹叶甘淡寒,入心肾经。送服本方,意在助清心利尿,除烦安神之功。习用竹叶汤调服炒熟酸枣仁末,治胆虚睡卧不安,心多惊悸者(《太平圣惠方》卷3)。

☞ **类方**:①《体仁汇编》柏子养心丸:由柏子仁、枸杞子、麦冬、当归、石菖蒲、茯苓、玄参、熟地、甘草组成,较本方清虚热与安神之力减,补肾之力略增。②《仁斋直指方论》卷12养心汤:由炙黄芪、茯苓、茯神、半夏曲、当归、川芎、远志、肉桂、柏子仁、炒酸枣仁、五味子、人参、炙甘草组成,治心虚血少,惊惕不宁者。

酸枣仁汤(原名酸枣汤) (《金匮要略》)

方剂歌诀

新编:酸枣仁汤配川芎,茯苓知母甘草从,养血除烦清内热,虚烦失眠显神功。

前编:酸枣仁汤治失眠,川芎茯苓知草煎,养血除烦清内热,安然入睡梦乡甜。

方解与证治

君:炒酸枣仁二升——养血补肝,宁心安神
佐:川芎二两——调畅气机,疏达肝气
　　茯苓二两——助酸枣仁宁心安神 } 养血安神,清热除烦
　　知母二两——滋阴润燥,清热除烦
佐使:甘草一两——补中缓急,调和诸药

➡ 肝血不足,虚热内扰证(肝血不足,官窍失荣,心神失养;阴虚内热,扰乱心神)

➡ 虚烦失眠,心悸盗汗,头目眩晕,咽干口燥,舌红,脉弦细。

超级链接

☞ **虚烦失眠**:即因虚而烦、而失眠。本方证原治虚劳虚烦失眠者,为肝之阴血虚,虚热内生,波及心神所致。

☞ **酸辛结合**:"肝欲散,急食辛以散之,用辛补之,酸泻之",方配酸枣仁味酸养肝血为君,川芎辛温畅气机为佐,二者相反相成,补肝体,兼遂肝用。然川芎性温,不利于养血清热,故用量宜小。

☞ **酸枣仁**:方中酸枣仁用量独重,且捣碎先煎,意在增强养肝宁心安神之功。另外,古有酸枣仁生用"疗胆热好眠"、熟用治"胆虚不得眠"之说,故常常生、熟同用于一方,但现今临床已无生、熟之分,均作熟枣仁。

甘麦大枣汤 （《金匮要略》）

方剂歌诀

前编:甘草小麦大枣汤,妇人脏躁性反常,精神恍惚悲欲哭,养心缓肝自然康。

方解与证治

君:小麦(一升)——养心补肝,安神除烦

臣:甘草(三两)——益气养心,和中缓急 ⎫ 养心安神,柔肝缓急 ➡脏躁(阴血不足,心肝失养,肝气抑郁,气郁化火,耗伤阴液)

佐:大枣(十枚)——助甘草和中缓急,兼润燥

➡精神恍惚,悲伤欲哭,不能自主,心烦失眠,甚至言行失常,呵欠频作,舌淡红苔少,脉细微数。

超 级 链 接

☞ **脏躁**:即脏阴不足,虚热躁扰之义。多由思虑悲哀过度,耗伤阴血,或本有阴血不足,主涉心肝二脏所致,

☞ **亦补脾气**:为原方后注言。指方中三药均有甘润补益脾气之功,且脾复健以滋化源,则心肝阴血充足。

☞ **养心缓肝**:本方证主要治法,据"心病者,宜食麦","肝苦急,急食甘以缓之"之旨所立。

第三节　交通心肾剂

磁朱丸（原名神曲丸）　（《备急千金要方》卷6）

方剂歌诀

前编:磁朱丸中有神曲,摄纳浮阳又明目,心悸失眠皆可治,癫狂痫证亦宜服。

方解与证治

君:磁石(二两)——养肾益精,潜阳明目,镇惊安神

臣:朱砂(一两)——助磁石重镇安神,又清心降火 ⎫ 重镇安神,潜阳明目

佐:神曲(四两)——健脾和胃,防磁石、朱砂质重碍胃

➡心肾不交,虚阳上扰证(肾精不足,官窍失养;水不济火,心阳偏亢,神明被扰)

➡心悸,失眠,耳鸣耳聋,视物昏花。亦治癫痫。

☞ **癫痫**:俗称"羊痫风",是一种发作性神志异常疾病,以发作性精神恍惚,甚则突然倒地,人事不省,口吐涎沫,或口中如作猪羊叫,两目上视,四肢抽搐,移时苏醒为特征。方中磁石平肝潜阳以熄风,神曲健脾消食以助运,朱砂镇惊止痉,故可用治癫痫之风痰闭阻证。

☞ **心肾相交**:又称水火既济。方配磁石入肾补肾水,朱砂入心泻心火,二者相伍,再得神曲斡旋中焦气机,可使心肾相交,神志安定。

交泰丸 (《病机沙篆》卷下)

方剂歌诀

新编:交泰丸用一两连,一钱肉桂化气添,清降心火济肾水,惊悸不寐服之痊。

方解与证治

君:黄连—两——清心降火除烦
佐:肉桂—钱——引火归元,化气升津 〉交通心肾

➡心肾不交,心火上亢证(肾阳虚气化失司,肾水不能上济,阳无所制,心火偏亢,循经上炎,心神被扰)

➡心悸怔忡,失眠,口舌生疮,脉细数。

☞ **交泰**:意指本方清降心火而使心火不亢,助下焦气化而使水津升腾,犹如自然界地气上升、天气下降、天地交泰之状。

☞ **类方**:①《韩氏医通》卷下交泰汤(原无方名):黄连生用为君,佐官桂少许,煎百沸,入蜜,空心服。治同交泰丸。②《伤寒论》黄连阿胶汤:由黄连、黄芩、阿胶、芍药、鸡子黄组成,主治阴虚火旺,心肾不交之失眠。③《百一选方》卷1朱雀丸:茯神二两,沉香半两,炼蜜为丸,人参汤送下。主治心神不安,恍惚不乐,时有振跳者。

(刘华东　赵黎　周静　谭峰)

第十一章　开窍剂

【定义】　多以芳香开窍药为主组成,具有开窍醒神作用,治疗窍闭神昏病证的方剂,称为开窍剂。

【分类】　据病因、病性不同,分为凉开(治热闭证)、温开(治寒闭证)剂两类。

【配伍】　常配重镇安神药,以及清热解毒、化痰辟秽、重镇安神、平肝熄风药(凉开剂)与芳香行气、温里散寒、补气健脾药(温开剂)等。

【使用注意】　① 辨清闭证、脱证(脱证禁用)及闭证寒热性质。② 阳明腑实证而见神昏谵语者,治宜寒下;兼有邪陷心包者,开窍和寒下两法应酌情配合使用。③ 多用于急救,中病即止,不可久服;孕妇慎用。④ 多制成丸、散剂或注射剂,不可加热煎煮。

超级链接

☞ **神昏:**证有虚实之分,实者为闭证,虚者为脱证。闭证,症见神志昏迷,牙关紧闭,气息粗大,喉中痰鸣,两手握固,二便不通,脉象有力,依"开之发之"、"客者除之"等理论立法,治以通关开窍,启闭醒神;脱证,症见神志昏迷,汗出肢冷,声息微弱,口开手撒,二便失禁,脉象虚弱,依"补可去弱"、"涩可去脱"等理论立法,治以益气回阳固脱,救阴敛阳。

☞ **配重镇安神药:**心主神明,闭证为心神被邪气壅闭所致,而开窍醒神又易致神散,故开窍剂常配重镇安神药,以期神有所主、神有所定。如安宫牛黄丸、苏合香丸中用朱砂等。

第一节　凉开剂

安宫牛黄丸(又名牛黄丸)　(《温病条辨》卷1)

方剂歌诀

新编:安宫牛黄麝犀芩,连栀冰郁珍珠金,朱砂雄黄蜜为丸,热闭心包效显灵。

前编:安宫牛黄开窍方,芩连栀郁朱雄黄,犀角珍珠冰麝箔,热闭心包功效良。

君:牛黄一两——清心解毒,豁痰开窍

麝香二钱五分——芳香开窍醒神

犀角一两——清心凉血解毒,内透包络邪热

臣:黄芩二钱五分、黄连二钱五分、栀子二钱五分——清热泻火解毒 ｜清热开窍,

冰片二钱五分、郁金一两——芳香辟秽,化浊通窍 ｜豁痰解毒

佐:珍珠五钱、金箔衣、朱砂一两——镇心安神,清泄心火

雄黄一两——豁痰解毒

佐使:蜂蜜——和胃调中

➡ 温热病,热邪内陷心包证(温热邪毒内陷心包,灼津炼液成痰,痰热蒙蔽清窍,扰及心神)

➡ 高热烦躁,神昏谵语,口干舌燥,舌红或绛,脉数。亦治中风昏迷、小儿惊厥,属邪热内闭者。

超级链接

☞ **安宫**:心包为心之外围,犹如心之宫城,有保护心脏的作用。若外邪侵心,心不得受邪,则心包代心受邪。喻本方善清内陷心包之邪热,热邪得清,则心可安居于心之宫城。

☞ **清热配开窍**:本方以芳香开窍药与清热解毒为主组方,其意义正如吴瑭所说:"使邪火随诸香一齐俱散也。"

☞ **用法特点**:① 脉虚者,人参汤下:脉虚者正虚,故取人参补气扶正,以助本方祛邪开窍之功,然正不胜邪,须防由闭转脱之变。② 脉实者,金银花、薄荷汤下:脉实者邪盛,故取金银花、薄荷芳香清透,以助本方清热开窍之力。

☞ **类方**:《痘疹世医心法》牛黄清心丸:本方去犀角、麝香、冰片、珍珠、金箔、雄黄,主治热闭心包之轻证。

紫雪 (苏恭方,录自《外台秘要》卷18)

方剂歌诀

新编:紫雪麝犀羚滑膏,寒水升玄与二硝,木丁沉磁朱金草,热陷痉厥服之消。

前编:紫雪犀羚朱朴硝,硝石金寒滑磁膏,丁沉木麝升玄草,热陷痉厥服之消。

君：麝香_{五分}——芳香开窍醒神

犀角_{五两}——清心凉血解毒，内透包络邪热

羚羊角_{五两}——凉肝熄风止痉

臣：滑石_{三斤}、石膏_{三斤}、寒水石_{三斤}——清热泻火，除烦止渴，滑石又利小便

升麻_{一斤}、玄参_{一斤}——清热解毒，升麻兼透邪，玄参兼养阴

佐：硝石_{四升}、朴硝_{十斤}——泄热散结，釜底抽薪

青木香(木香)_{五两}、丁香_{一两}、沉香_{五两}——行气开窍

磁石_{三斤}、朱砂_{三两}、黄金_{百两}——镇心安神，朱砂又清心解毒，

磁石又潜镇肝阳

佐使：炙甘草_{八两}——和中调药

清热开窍，镇痉安神

➡温热病，热陷心包，热盛动风证(温病热邪内陷心包，伤阴扰神，盛极而引动肝风，风火相煽)

➡高热烦躁，神昏谵语，痉厥，斑疹，吐衄，口渴唇焦，尿赤便秘，舌红绛苔干黄，脉数有力或弦数。以及小儿热盛惊厥。

超级链接

☞ **紫雪**：意指本方药如霜雪紫色，且药性大寒，譬犹霜雪之沃火焰也。

☞ **硝**：将碱质地面上的白霜(硝)经加水煮炼后，冷却滤液，析出结晶(通称"皮硝")，结之上面，细芒如锋者，为芒硝(芒长者又名"马牙硝")；沉于下面，成块者，为朴硝。又芒硝或朴硝在干燥的环境下失去水分而变成粉末状，称为风化硝；若将芒硝与萝卜同煮溶化，将滤液冷却后所析结晶，经风化成的白色粉末，称为玄明粉。芒硝、朴硝主要成分为硫酸钠。硝石，也称火硝、焰硝，是一种天然矿物，主要成分为硝酸钾。

☞ **青木香**：本方所用即现今之木香(一般指唐以前)，为菊科植物。现今所用青木香为马兜铃科植物。

至宝丹　（《灵苑》引郑感方，录自《苏沈良方》卷5）

新编：至宝犀角麝牛黄，玳瑁冰片安息香，雄朱琥珀金银箔，化浊开窍清热良。

前编：至宝朱珀麝息香，雄玳犀角与牛黄，金银两箔兼龙脑，开窍清热解毒良。

君：生犀角一两——清心凉血解毒,善透包络邪热

麝香一分——芳香开窍醒神

臣：牛黄一分、生玳瑁一两——助犀角清热解毒,牛黄兼豁痰开窍,玳瑁兼熄风定痉

冰片一分、酒安息香一两半——助麝香芳香开窍,辟秽化浊

佐：雄黄一两——助牛黄豁痰解毒

朱砂一两、琥珀一两、金箔五十片、银箔五十片——镇心安神定惊

清热开窍,
化浊解毒

➡中暑、中风及温病痰热内闭心包证(温病热毒内炽,痰浊壅盛,痰热内陷心包,扰乱心神,阻塞气道)

➡神昏谵语,身热烦躁,痰盛气粗,舌红苔黄垢腻,脉滑数。亦治小儿惊厥属于痰热内闭者。

超级链接

☞ **至宝**:意指本方由贵重、珍稀药材组成,可拯逆济危,窍开神明,功效卓著,堪称药中至宝。

☞ **金、银箔**:即用金或银锤成的薄片。皆归心、肝经,具有镇惊、安神、解毒之功。《中国药典》(1977年版～2010年版)未予收载。

☞ **用法特点**:人参汤下:宜于脉弱体虚者,借人参扶正祛邪,并防其外脱。

☞ **化浊开窍**:本方证痰浊壅盛,蒙蔽心窍,神昏较重,故方用麝香、冰片合安息香等以辟秽化浊,芳香开窍。

☞ **凉开三宝**:又称温病三宝,为安宫牛黄丸、紫雪、至宝丹三方之合称。依方之药性而言,"安宫牛黄丸最凉,紫雪次之,至宝又次之";又紫雪熄风止痉力强,至宝丹化浊开窍力优。

☞ **类方**:①《小儿药证直诀》卷下抱龙丸:由天竺黄、雄黄、朱砂、麝香、天南星组成,主治小儿急惊,痰热闭窍者。②《敬修堂药说》小儿回春丹(原名回春丹):由川贝母、陈皮、木香、白豆蔻、枳壳、法半夏、沉香、天竺黄、僵蚕、全蝎、檀香、牛黄、麝香、胆南星、钩藤、大黄、天麻、甘草、朱砂组成,主治小儿急惊,痰热闭窍,引动肝风者。③《霍乱论》卷下行军散:由牛黄、麝香、珍珠、冰片、硼砂、雄黄、硝石、金组成,主治暑热秽浊证。

第二节 温开剂

苏合香丸（原名吃力伽丸） 《广济方》，录自《外台秘要》卷13）

方剂歌诀

新编：苏合香丸用麝冰，息香沉乳檀木丁，香附荜术诃犀朱，温开寒闭气亦行。

前编：苏合香丸麝息香，木丁熏陆荜檀襄，犀冰术沉诃香附，再加龙脑温开方。

方解与证治

君：苏合香 半两、麝香 一两、冰片 半两、安息香 一两——芳香开窍，辟秽化浊

臣：沉香 一两、乳香 半两、檀香 一两、木香 一两、丁香 一两、香附 一两

    ——行气活血，散寒止痛

佐：荜茇 一两——散寒止痛，行气开郁

    吃力伽（白术）一两——益气健脾，燥湿化浊

    诃子 一两——温涩敛气

    犀角 一两——解毒定惊

    朱砂 一两——重镇安神

芳香开窍，行气止痛

➡寒闭证（寒邪、秽浊闭阻机窍，蒙蔽神明）

➡突然昏倒，不省人事，牙关紧闭，苔白，脉迟。亦治心腹卒痛，甚则昏厥者。

超级链接

☞ **吃力伽丸**：以白术名之，意在告诫芳香开窍之际，须顾护人体正气，防辛散耗气。

☞ **行气止痛**：寒浊之邪内侵，气血瘀滞不行，故心腹卒痛。方用辛温香散之品，既可芳香开窍，也可行气止痛以除气滞寒凝之疼痛。

☞ **少佐补涩**：本方以芳香开窍为主，配伍大量行气开郁之品，又少佐白术补气、诃子收涩，意在防诸香辛散耗气之弊。

紫金锭（原名太乙神丹，又名玉枢丹） 《丹溪心法附余》卷24）

方剂歌诀

新编：紫金锭中用麝香，慈菇续随戟雄黄，五倍朱砂糯米作，攻毒逐痰效力强。

前编：紫金锭用麝朱雄，慈戟千金五倍同，太乙玉枢名又别，祛痰逐秽及惊风。

君:麝香_{三钱}——开窍通闭,辟秽解毒,行气止痛

山慈菇_{二两}——解毒消肿而化痰

臣:续随子_{一两}、大戟_{一两半}——以毒攻毒,荡涤肠胃,逐痰除秽

雄黄_{一两}——化痰辟秽,解毒消肿

佐:五倍子_{三两}——涩肠止泻,防攻逐太过

朱砂_{五钱}——重镇安神定惊

糯米——温中益气护胃

化痰开窍,
辟秽解毒,
消肿止痛

➡秽恶痰浊之时疫(秽恶痰浊疫毒之邪,郁阻中焦,升降失常,闭阻气机,蒙蔽清窍。或毒邪凝结于肌肤、咽喉)

➡脘腹胀闷疼痛,呕吐泄泻,舌质润而不燥,苔厚腻或浊腻;及小儿痰厥。或外敷疔疮疖肿,虫咬损伤,无名肿毒,及痄腮、丹毒、喉风。

超级链接

☞ **紫金:**即一种精美的金子。意指本方疗效突出,贵重如同紫金。

☞ **锭:**为剂型之一,是将药物研成细末,单独或与赋形剂混合后(本方用糯米糊)制成圆柱形或长方形等形状的一种固体制剂,使用时研末调服,或磨汁涂敷患处。

☞ **以毒攻毒:**本方无明显温、清作用,方配有毒之山慈菇、续随子、大戟、雄黄、朱砂,以毒攻毒,故解毒力较强,不可过量或久服。

(刘华东　赵黎　周静)

第十二章　理气剂

【定义】　多以理气药为主组成,具有行气或降气作用,治疗气滞或气逆证的方剂,统称理气剂。

【分类】　据气的升降失常,可分为行气(治气机阻滞证)、降气(治气机上逆证)剂两类。

【配伍】　常配活血祛瘀、清热泻火、温里散寒、化痰软坚、滋养阴血药(行气剂)和益气健脾、温肾助阳、敛肺止咳药(降气剂)等。

【使用注意】　① 辨气病证之虚实,明确轻重。② 辨气滞、气逆有无兼杂,分清主次。③ 理气药每易伤津耗气,故慎勿过剂。④ 年老体弱、阴虚火旺、孕妇或素有崩漏吐衄等出血者,均应慎用。

超级链接

☞ 气病证:气为一身之主,升降出入周行全身,是温养人体的重要物质。若升降出入失调,主要表现为气滞、气逆、气陷、气闭、气脱证,构成减少,主要表现为气虚证。本章涉及气滞、气逆证。若见气陷、气虚证,宜用补气剂;气闭证,宜用开窍剂;气脱证,宜用回阳救逆剂等。

☞ 行气降气药:气滞与气逆均为气机运行失调,常相兼为患,故临证时常用具行气、降气作用的药物,如厚朴、陈皮、枳实等组方。

☞ 配滋阴益气药:理气药多为辛温香燥之品,易助热生火,伤阴耗气,故理气剂中适当配伍滋阴益气以纠其偏。如柴胡疏肝散中用白芍药、橘皮竹茹汤中用人参等。

第一节　行气剂

越鞠丸(又名芎术丸)　(《丹溪心法》卷3)

方剂歌诀

新编:越鞠丸治六郁侵,气血火痰湿食因,香附芎苍加栀曲,诸郁欲伸气先行。

前编:越鞠丸治六郁侵,气血痰火湿食因,芎苍香附加栀曲,气畅郁舒痛闷平。

君: 香附_{等分}──行气解郁治气郁
臣: 川芎_{等分}──活血祛瘀治血郁
　　苍术_{等分}──燥湿运脾治湿郁 } 行气解郁➡ 六郁证（情志不畅,或饮食失调,寒温不适,肝气郁结,气郁化火,脾运不健,生湿成痰,食滞不化）
　　栀子_{等分}──清热泻火治火郁
佐: 神曲_{等分}──消食和胃治湿郁

➡胸膈痞闷,脘腹胀满,嗳腐吞酸,恶心呕吐,饮食不消。

超级链接

☞ **越鞠:** 鞠者,郁也,弯曲也。越鞠,意即发越郁结之气。

☞ **六郁:** 即气、血、痰、火、湿、食六郁,多由情志不畅,饮食失调,寒温不适等引起。

☞ **诸郁欲伸气先行:** "人生诸病,多生于郁",六郁之中气郁为先。气滞则血瘀,气郁则化火,气郁则津液集聚而为湿、为痰,气滞则食停,故本方重在行气解郁,使气机畅行,诸郁得解。

☞ **香附配川芎:** 香附行气解郁,主疗气郁,兼活血调经,治血郁;川芎为活血化瘀,主疗血郁,兼行气疏肝,治气郁。二者配伍,气血同调,行气活血力强。

☞ **苍术配川芎:** "苍术、川芎,总解诸郁……凡郁皆在中焦,以苍术、川芎开提其气以升之",气升则浊自降,二味相配,调理中焦则气畅,气畅则郁解,故本方"又名芎术丸"。另外,中焦主运化,气顺则津液亦顺,且苍术尚具燥湿健脾之功,生痰之源绝,则痰郁自消,故本方未加化痰药治痰郁。

☞ **类方:**《医学正传》卷2六郁汤:本方去神曲,加半夏、陈皮、茯苓、砂仁、甘草(即合二陈汤),化湿行气力增,兼可祛痰。

金铃子散 （《太平圣惠方》,录自《袖珍方》卷2)

前编: 金铃玄胡等分研,黄酒调服或水煎,心腹诸痛由热郁,降热开郁痛自蠲。

君: 金铃子(川楝子)_{一两}──疏肝行气,清泄肝火 } 疏肝泄热,
臣: 玄胡索(延胡索)_{一两}──疏肝行气,活血止痛 } 活血止痛

➡肝郁化火证(肝郁气滞,郁而化火,疏泄失职,血行不畅,经气不利)

➡胸腹、胁肋诸胀痛,时发时止,口苦,或痛经,或疝气痛,舌红苔黄,脉弦数。

☞ **用法特点**：酒调下，温汤亦可；酒、温汤主行药势，流通气血，用之可加强活血行气止痛之功。

☞ **川楝子配延胡索**：川楝子苦寒，"泄气分之热"，"引心包火下行"；延胡索苦辛温，"行血中气滞，气中血滞"。二者配伍，泻郁热，行气血，止心痛。

☞ **类方**：《严氏济生方》延胡索散：由延胡索、当归、乳香、没药、蒲黄、赤芍、姜黄、木香、甘草、生姜组成，行气活血力强，主治气滞血瘀致痛属寒者。

柴胡疏肝散 （《医学统旨》，录自《证治准绳·类方》卷4）

方剂歌诀

新编：柴胡疏肝香附芎，枳壳陈皮芍草从，疏肝解郁兼活血，胁肋胀痛可收功。
前编：四逆散中加芎香，枳实易壳行气良，方名柴胡疏肝散，气闷胁痛皆可畅。

方解与证治

君：柴胡二钱——疏肝解郁
臣：香附一钱半、川芎一钱半——行气活血止痛，助柴胡疏肝 ⎫
佐：炒枳壳一钱半、醋陈皮二钱——行气止痛，下气和胃 ⎬ 疏肝解郁，
　　（白）芍药一钱半——养血柔肝，缓急止痛 　　　　　　⎭ 行气止痛
佐使：炙甘草五分——和中调药

➡肝气郁滞证（情志不遂，肝失条达，经气不利，疏泄失常，血行不畅；横逆犯胃，胃气失和；久郁不解，柔失刚过）

➡胁肋疼痛，胸闷善太息，或急躁易怒，脘腹胀满，或妇人乳房胀痛，痛经，脉弦。

☞ **醋陈皮**：陈皮苦辛温，入肺、脾胃经。用醋炒，意在借酸入肝以增本方行气解郁之功。

☞ **疏中兼养**：肝脏体阴而用阳，方中用柴胡、香附、川芎疏肝遂肝用为主，芍药养肝血顾肝之体为辅，使体用和顺。

☞ **组成特点**：本方可看作由四逆散易枳实为枳壳，加香附、川芎、陈皮而成。

☞ **类方**：《景岳全书》卷51正柴胡饮：本方少川芎、香附、枳壳，加防风、生姜，功专解表，主治外感风寒轻证。

半夏厚朴汤 　（《金匮要略》）

方剂歌诀

前编：半夏厚朴与紫苏，茯苓生姜共煎服，痰凝气聚成梅核，降逆开郁气自舒。

方解与证治

主：半夏_{一升}——化痰散结，降逆和胃

厚朴_{三两}——行气开郁，下气除满

次：苏叶_{二两}——助厚朴行气散郁，宣肺兼引药上行

茯苓_{四两}——渗湿健脾，助半夏祛痰

生姜_{五两}——助半夏降逆化痰，和胃止呕，且解半夏毒

行气散结，降逆化痰

➡痰气交阻之梅核气(情志不遂，肝气郁结，肺胃宣降失和，津液不得输布聚而成痰，痰气相搏，阻于咽喉)

➡咽中如有物梗阻，咯吐不出，吞咽不下，饮食无碍，或咳，或呕，苔白润或滑腻，脉弦滑或弦缓。

超级链接

☞ **如有物阻**：即好像有异物梗阻，实为患者的自觉症状，并非咽中真有异物，故饮食吞咽不受影响。这有别于食道肿瘤的表现，但食道肿瘤见痰气交阻证，也可用本方加减施治。

☞ **组成特点**：本方可看作由小半夏加茯苓汤，加厚朴、苏叶而成。

☞ **类方**：①《易简方》四七汤：本方加大枣，兼和胃之功。②《古今医鉴》卷9加味四七汤：本方去苏叶，加苏梗、陈皮、青皮、枳实、白豆蔻、南星、益智仁、炒神曲，行气化痰力增。③《证治准绳·类方》卷2清咽屑：本方去厚朴，加陈皮、酒大黄、风化硝、僵蚕、桔梗、连翘、诃子、杏仁、甘草(韭汁)，化痰力增，兼清热之功。④《医学心悟》卷3启膈散：由沙参、丹参、茯苓、川贝、郁金、砂仁壳、荷叶蒂、杵头糠组成，主治气滞痰凝，津液不足之噎膈。

枳实薤白桂枝汤 　（《金匮要略》）

方剂歌诀

前编：枳实薤白桂枝汤，瓜蒌厚朴合成方，通阳理气又散结，胸痛心痹皆可尝。

君:瓜蒌实(全瓜蒌)一枚——涤痰散结,宽胸利膈

薤白半斤——通阳散结,行气止痛

臣:枳实四枚、厚朴四两——下气除满,助瓜蒌、薤白宽胸散结

佐:桂枝一两——助薤白通阳散寒,又降逆平冲

通阳散结,祛痰下气

➡痰阻气滞之胸痹(胸阳不振,津液不布,聚而成痰,痰阻气滞,肺失宣降;阴寒内盛,上攻心胸,闭塞胸阳)

➡胸满而痛,甚或胸痛彻背,喘息咳唾,短气,气从胁下冲逆,上攻心胸,舌苔白腻,脉沉弦或紧。

············ 超级链接 ············

☞ **胸痹**:指胸中气机闭塞不通,病机有标实、本虚两方面。本方主治属标实者。

☞ **用法特点**:先煮枳实、厚朴,后内诸药;先煮枳实、厚朴者,取其味厚气胜,降逆气而泄实满;微煮桂枝、薤白、瓜蒌者,取其辛散轻扬,布阳气而散阴寒。

☞ **类方**:①《金匮要略》瓜蒌薤白白酒汤:由瓜蒌、薤白、白酒组成,较本方通阳散结力增,而行气祛痰力减,主治胸痹而痰浊较轻者。②《金匮要略》瓜蒌薤白半夏汤:由瓜蒌薤白白酒汤加半夏,较本方通阳祛痰力增,而行气力减,主治胸痹而痰浊较盛者。

厚朴温中汤 《内外伤辨惑论》卷中

方剂歌诀

新编:厚朴温中陈木香,草蔻苓草干生姜,行气温中兼燥湿,脘腹胀痛服之康。

前编:厚朴温中姜陈草,苓蔻木香一齐熬,温中行气兼燥湿,脘腹胀痛服之消。

方解与证治

君:姜厚朴一两——下气消胀,化湿除满

臣:陈皮一两、木香五钱——助厚朴行气化湿除满

草豆蔻仁五钱——助厚朴行气化湿,又温中散寒

佐:茯苓五钱、甘草五钱——健脾渗湿和中,甘草兼调药(使)

干姜七分、生姜三片——助草豆蔻温中祛寒,又和胃止呕

行气除满,温中燥湿

➡中焦寒湿气滞证(恣食生冷,或起居不节,外感寒湿,脾胃损伤,纳运无力,升降失常,气机壅滞)

➡脘腹胀满或疼痛,不思饮食,四肢倦怠,舌苔白腻,脉沉弦。

超 级 链 接

☞ **厚朴温中**：方虽以温中命名,但不属温里之剂,说明本方之功实以厚朴行气化湿见长。其意在于气滞因于中寒,故行气勿忘温中。

☞ **类方**：《伤寒论》厚朴生姜半夏甘草人参汤：由厚朴、生姜、半夏、甘草、人参组成,主治脾虚腹胀者。

天台乌药散（原名乌药散） 《圣济总录》卷94

方剂歌诀

新编：天台乌药小茴香,良姜木香青槟榔,巴豆炒楝不用豆,寒滞疝痛酒调尝。

前编：天台乌药楝茴香,良姜巴豆与槟榔,青皮木香共研末,寒滞疝痛酒调尝。

方解与证治

君：乌药半两——行气疏肝,散寒止痛
臣：炒小茴香半两、炒高良姜半两——助乌药散寒止痛
　　木香半两、青皮半两——助乌药行气疏肝止痛　　　　行气疏肝,散寒止痛
佐使：槟榔二枚——行气导滞,引药直达下焦
　　　炒川楝子十个——助君、臣药行气疏肝,散结止痛

➡寒凝气滞之疝气(寒凝肝脉,气机郁滞,疏泄失职)

➡前阴牵引脐腹疼痛,睾丸偏坠肿胀,舌淡苔白,脉沉迟或弦。亦治妇人瘕聚、痛经。

超 级 链 接

☞ **巴豆炒楝不用豆**：指方中十个川楝子的炮制,即与七十粒巴豆同炒后,弃巴豆不用。其意在于以巴豆之辛热制川楝子之苦寒,并增川楝子行气散结止痛之功,同时避免巴豆峻下与本方证不符之弊。

☞ **诸疝皆归肝经**："疝气病者,凡小腹、睾丸为肿为痛,止作无时者,皆是也。"足厥阴肝经经下肢内侧上行,绕阴器,过少腹,故疝气每多与肝经受邪有关。

☞ **治疝必先治气**：疝每因肝经气机阻滞,复与寒邪相合而致,故治疝气当以疏肝理气(兼以散寒)为大法。

☞ **类方**：《济生方》卷3橘核丸：由橘核、海藻、昆布、海带、川楝子、桃仁、姜厚朴、木通、炒延胡索、肉桂、木香组成,主治癫疝。

暖肝煎 （《景岳全书》卷51）

方剂歌诀

新编：暖肝肉桂小茴香，归杞乌沉茯苓姜，行气逐寒补肝肾，小腹疝痛宜煎尝。

前编：暖肝煎中用当归，杞苓乌药与小茴，行气逐寒桂沉配，小腹疝痛一并摧。

方解与证治

君：肉桂一钱、小茴香二钱——温肾暖肝，散寒止痛

臣：当归二钱、枸杞子三钱——补养肝肾，益阴养血

佐：乌药二钱、沉香一钱——助肉桂、小茴香散寒止痛，又行气滞

　　茯苓二钱——渗湿健脾

　　生姜三、五片——助肉桂、小茴香温散寒凝，兼和胃气

} 温补肝肾，行气止痛

➡肝肾虚寒证（肝肾不足，寒自下侵，客于肝脉，凝滞气机）

➡小腹冷痛，或睾丸冷痛，畏寒喜暖，舌淡苔白，脉沉迟。

超级链接

☞ **茯苓功**：阴寒内盛，肝失疏泄，土失木疏，则水湿不化，故方配茯苓渗利水湿，健脾助运。

☞ **补虚、散寒、行气**：指本方以当归、枸杞子补虚以治本，以肉桂、小茴香散寒，乌药、沉香行气以治标。但临证时宜根据虚、寒、气轻重，随证调整其配伍关系。

乌药汤 （《兰室秘藏》卷中）

方剂歌诀

新编：乌药汤内有香附，当归木香甘草助，经水欲来腹胀痛，气行血和痛可除。

方解与证治

君：炒香附二两——疏肝理气，调经止痛

臣：乌药一两——辛散温通，助香附疏肝解郁，行气止痛

　　当归五钱——补血调经，活血止痛

佐：木香五钱——助香附、乌药行气止痛

　　甘草五钱——缓急止痛，兼调药（使）

} 行气止痛，和血调经

➡ 气滞痛经（肝气郁滞，气机不利，血行失畅，经血滞于胞宫）

➡ 经水将来，少腹胀痛，胀甚于痛，或连胸胁、乳房胀痛，脉沉弦或沉涩

☞ **香附功**:"气香,味辛能散,微苦能降,微甘能和,乃血中气药,通行十二经八脉气分","解郁调经,安胎利产",为"妇人之仙药"。

☞ **类方**:《奇效良方》卷63加味乌药汤(原名加味乌沉汤):本方去当归,加延胡索、砂仁、生姜,行气止痛力增,而养血之效减。

第二节　降气剂

 苏子降气汤(原名紫苏子汤) 　《备急千金要方》卷7)

方剂歌诀

新编:苏子降气夏朴桂,前陈归姜枣草随,或加沉香去肉桂,上盛下虚痰喘退。

前编:苏子降气橘半归,前胡桂朴草姜随,或加沉香去肉桂,化痰平喘此方推。

方解与证治

君:苏子一升——降气平喘,化痰止咳,润肠通便

臣:半夏一升、厚朴一两——助苏子降逆祛痰

佐:肉桂四两——温补肾阳,纳气平喘

　　前胡一两——助君、臣药降气化痰,兼制诸温药助火之偏　　降气平喘,

　　陈皮三两——行气化痰降逆　　祛痰止咳

　　当归一两——养血补虚,润肠止咳,兼制诸温药干燥之性

　　生姜一斤——宣肺散寒

佐使:大枣二十枚、甘草一两——和中调药

➡ 上实下虚之咳喘(平素痰涎壅盛,痰阻气滞,肺失宣降;又肾阳虚乏,不能纳气,或水湿不化而内停)

➡ 咳喘短气,痰涎壅盛,胸膈满闷,腰疼脚弱,呼多吸少,或肢体浮肿,舌苔白滑或白腻,脉弦滑。

☞ **或加沉香去肉桂**:《医方集解》载本方后云:"一方无桂,有沉香。""沉香能升降诸气,温而不燥",若改之,则理气力增而温肾力减。

☞ **上实下虚**:又称上盛下虚。上实,即肺盛,因痰涎壅肺;下虚,即肾虚,因肾阳不

足。本方证以上实为主,故方以苏子、半夏、厚朴等降逆化痰药为主药。

☞ **纳气**:肺主气,肾主纳气。肺所吸入的清气,需借肾气下纳。若肾虚失于摄纳,则以呼多吸少、气短不足以息为主要表现,故方中用肉桂温肾助纳以平喘。

☞ **当归功**:一是养血化精,以助补肾虚;二是润肠通便,助肺气肃降而平咳喘;三是"止咳逆上气"(《神农本草经》);四是养血润燥,防肉桂、半夏等燥烈之偏。

☞ **类方**:《太平惠民和剂局方》卷3苏子降气汤:本方加苏叶(一方少陈皮),增宣肺散寒之力(一方少行气化痰之功)。

定喘汤 (《摄生众妙方》卷6)

方剂歌诀

新编:定喘白果与麻黄,桑皮黄芩款冬攘,苏子半夏杏甘草,宿痰伏肺热哮尝。

前编:定喘白果与麻黄,款冬半夏白皮桑,苏子黄芩甘草杏,宣肺平喘效力彰。

方解与证治

君:炒白果_{二十一枚}——敛肺定喘,祛痰止咳
　　麻黄_{三钱}——宣肺平喘,解散风寒
臣:蜜桑白皮_{三钱}、炒黄芩_{一钱五分}——清泄肺热,桑白皮又平喘止咳
佐:款冬花_{三钱}、苏子_{二钱}、法半夏_{三钱}、杏仁_{一钱五分}——助君、臣药平喘止咳,又降气化痰

}宣肺降气,清热化痰

佐使:甘草——调和诸药,兼祛痰止咳

➡ 热哮(素体痰热内蕴,或外感风寒,肺气壅闭,不得宣泄,肺失清肃)

➡ 哮喘,或咳嗽,痰多气急,痰稠色黄,或微恶风寒,舌苔黄腻,脉滑数。

超级链接

☞ **哮与喘**:喘指气喘,呼吸困难,短促急迫,甚者张口抬肩,鼻翼煽动,倚息不能平卧;哮指呼吸急促似喘,声粗,喉中哮鸣有声,时发时止,缠绵难愈。一般哮必兼喘,喘不必兼哮。

☞ **热哮**:哮病(因宿痰内伏于肺,遇气候变化等因素而引发的发作性疾患)发作期常分热哮(伴见热象)和冷哮(伴见寒象)。热哮可用本方施治,冷哮可用小青龙汤施治。

☞ **白果配麻黄**:白果苦涩收敛,麻黄辛温宣散,二者配伍,一散一收,合肺司开阖之职,既加强平喘之功,又使宣散而不耗伤肺气,敛肺而不留邪。

☞ **外感风寒**:方中仅有麻黄能疏散风寒,但麻黄还可宣肺平喘,若与诸平喘药配伍,其功益显,故临证时即便无风寒外束者,也可用本方施治。

四磨汤　（《严氏济生方》）

方剂歌诀

新编:四磨汤治七情侵,乌沉槟榔加参匀,四味浓磨煎温服,行气降逆喘自平。

前编:四磨饮治七情侵,人参乌药沉香槟,四味浓磨煎温服,破气降逆喘自平。

方解与证治

主:乌药——调肝行气解郁
　沉香——行气降逆平喘
　槟榔——行气导滞除满
次:人参——益气扶正,防止行
　　　　　气之品耗气伤正

行气降逆 ➡ 肝郁气逆证(体质素弱,七情感伤,肝失疏泄,气机郁结,犯及肺胃,肺气上逆,胃气失降)

胸膈不快,上气喘息,脘腹痞满,不思饮食。

超级链接

☞ **用法特点**:浓磨水:方中四味药物非久煎不能出性,但煎煮时间过久,又会使芳香气味散失而效减。故先磨浓汁以取其味之全,再水煎以取其味之达,使气味俱到而效如浮鼓。

☞ **类方**:《医便》卷2五磨饮子:本方去人参,加木香、枳实(白酒磨服),功专行气降逆,主治体实气结较甚者。

旋覆代赭汤　（《伤寒论》）

方剂歌诀

新编:旋覆代赭半夏姜,人参草枣再煎尝,重以降逆咸软痞,痞硬嗳气力能当。

前编:代赭旋覆用人参,半夏甘姜大枣临,重以降逆咸软痞,痞硬嗳气力能禁。

方解与证治

君:旋覆花三两——下气化痰,软痞除噫
臣:代赭石一两——重坠逆气,助旋覆花降逆除噫
佐:半夏半升、生姜五两——祛痰散结,助旋覆花降逆和胃
　　人参二两、炙甘草三两、大枣十二枚——益气补虚,并防代赭石质重伤胃
使:炙甘草——调和诸药

降逆化痰,益气和胃

➡ 胃气虚弱,痰浊内阻证[伤寒发汗后,误用吐、下,表邪已解,(脾)胃气受损,水津不运凝结为痰,痰阻中焦,气逆不降]

➡ 心下痞硬,嗳气不除,或反胃呕吐,吐涎沫,舌淡,苔白滑,脉弦而虚。

☞ **心下痞硬**:指患者自觉胃脘部胀闷痞塞,如有物堵塞,然触之却并无有形异物。

☞ **噫气不除**:噫气又称"嗳气",俗称"打饱膈",指患者自觉胃脘部似有气从胸中、食管、咽部上冲,微有声音。一般情况下噫气后心下痞可缓解,甚则消失。本方证为无形之痞,故噫气后心下痞硬未除。

☞ **用量特点**:方中旋覆花与代赭石用量之比为 3∶1。用大量旋覆花意在加强降逆化痰之功,兼以其咸以软痞硬;小量代赭石意在既用其重镇降逆之效,又避其再伤已虚胃气之弊。

☞ **组成特点**:本方可看作由小半夏汤合大半夏汤(半夏、人参、白蜜)去白蜜,加旋覆花、代赭石、甘草、大枣而成;或由小柴胡汤去柴胡、黄芩,加旋覆花、代赭石而成。

橘皮竹茹汤 (《金匮要略》)

方剂歌诀

新编:橘皮竹茹治呃逆,姜参草枣效最捷,清而不寒调胃气,胃虚有热服之宜。
前编:橘皮竹茹治呃逆,参草姜枣效最捷。济生同方加苓半,再添麦冬枇杷叶。

方解与证治

主:橘皮(陈皮)二升——行气和胃以止呕

竹茹二升——清热和胃以止呕 ┐降逆止呃,

次:生姜半斤——助主药和胃止呕 ┘益气清热

人参一两、炙甘草五两、大枣三十枚——益气补中,甘草兼调药

➡虚热呃逆(久病或吐利之后,中气虚弱,余邪乘虚而入,虚热内生,邪正相搏,胃失和降,气机上逆)

➡呃逆,或干呕,虚烦少气,舌红嫩,脉虚数。

☞ **呃逆**:因胃气上逆喉间而发出连续不断的呃声,有寒热虚实之分。本方主治虚热证。

☞ **清而不寒**:本方虽用性寒之竹茹,但又配以性温之半夏、生姜,合用则几近平性,故而清而不寒。

☞ **类方:**①《温病条辨》新制橘皮竹茹汤:本方去人参、大枣、甘草,加柿蒂,功专降逆止呃,适用于胃气不虚者。②《严氏济生方》橘皮竹茹汤:本方加半夏、麦冬、枇杷叶、茯苓,降逆之功增,且兼可滋阴,适用于气阴两虚者。

丁香柿蒂汤 （《症因脉治》卷2）

方剂歌诀

新编:丁香柿蒂人参姜,呃逆因寒中气伤。家宝无参仅三味,胸满呃逆急煎尝。

前编:丁香柿蒂人参姜,呃逆因寒中气伤。济生去参仅三味,胸满呃逆宜煎尝。

方解与证治

主:丁香、柿蒂——降逆止呃,丁香
又温中散寒

次:人参——益气补虚,养胃和中
生姜——助主药温胃降逆

降逆止呃,温中益气 → 虚寒呃逆(胃中虚寒,失于和降,气机上逆) → 呃逆不已,或呕吐,胸脘痞闷,舌淡苔白,脉沉迟。

超级链接

☞ **丁香配柿蒂:**丁香辛温,柿蒂苦平,"合用深得寒热兼济之妙"(《本草求真》)。若呃逆属有寒无热者,须用丁香,佐以柿蒂;有热无寒者,须用柿蒂,但不得佐以丁香。

☞ **类方:**《卫生家宝方》顺气汤:本方少人参,功专温中降逆,主治正气不虚者。

（刘华东　苑述刚）

第十三章　理血剂

【**定义**】　多以理血药为主组成,具有活血祛瘀或止血作用,治疗血瘀或出血病证的方剂,称为理血剂。

【**分类**】　据血的循行失常,分为活血祛瘀(治血瘀证)与止血(治出血证)剂两类。

【**配伍**】　常配清热、温里、补血、补气药,以及理气、泻下、通络药(活血祛瘀剂)和活血祛瘀药(止血剂)等。

【**使用注意**】　① 辨明病因,分清标本缓急。② 活血配行气,祛瘀不伤正,应中病即止。③ 月经过多及孕妇慎用活血祛瘀剂。④ 止血配活血,血止不留瘀。⑤ 上部出血忌升提,下部出血忌沉降。⑥ 烧炭存性以增止血之力。

超级链接

☞ **血病证**:血周流不息循行于脉中,是营养人体的重要物质。若循行失常,主要表现为血瘀、出血、血脱证;构成减少,主要表现为血虚证。本章涉及血瘀、出血证。若见血虚证,宜用补血剂;血脱证,宜用回阳救逆剂、补气剂等。

☞ **活血祛瘀剂配理气药**:气为血之帅,血为气之母,血瘀则气滞,气滞则血瘀,故活血祛瘀剂常配理气药(或用具有理气作用的活血祛瘀药,如川芎),以期气行则血行瘀散,兼治气滞病证。如血府逐瘀汤中用枳壳、柴胡(升降气机,疏肝理气)等。

☞ **止血剂配活血祛瘀药**:出血即血液离经,离经之血即瘀血,而止血过猛或凉血止血极易留瘀,故止血剂常配少量活血祛瘀药(或用具有活血作用的止血药,如蒲黄),以期血止而不留瘀血,兼除血瘀病证。如十灰散中用牡丹皮等。

☞ **止血剂配清热药**:血遇寒则凝,得热则行。邪热炽盛,迫血妄行,常引起各种出血证,故止血剂中常配清热药(或用具有止血作用的清热药,如青黛),以期清热泻火而助止血。如十灰散中用栀子、大黄等。

第一节　活血祛瘀剂

桃核承气汤　(《伤寒论》)

方剂歌诀

新编:桃核承气用大黄,芒硝桂草合成方,下焦蓄血急煎服,解除夜热烦如狂。

前编:桃核承气用硝黄,桂枝甘草合成方,下焦蓄血急煎服,解除夜热烦如狂。

方解与证治

君：桃仁五十个——破血祛瘀

大黄四两——下瘀泄热 ⎫

臣：芒硝二两——通便软坚，助大黄泻下瘀热 ⎬ 破血下瘀

桂枝二两——通行血脉，助桃仁活血祛瘀，又防寒凉凝血 ⎭

佐使：炙甘草二两——益气和中，缓诸药峻烈之性，兼调药

➡下焦蓄血证(伤寒太阳之邪，循经内传，入腑化热，与血相搏，瘀热结于下焦，上扰心神)

➡少腹急结，小便自利，或神志如狂，甚则烦躁谵语，至夜发热，或妇人经闭、痛经，脉沉实而涩。

超级链接

☞ **小便自利**：蓄血证乃邪热与下焦血分相搏，未及气分，膀胱气化功能未受影响，故小便排出顺畅如常。

☞ **用法特点**：当微利：非大便下血或泄利，提示服用本方后当见轻微腹泻，大便通畅则效显。

☞ **组成特点**：本方可看作由调胃承气汤加桃仁、桂枝而成。

☞ **类方**：①《金匮要略》下瘀血汤：由大黄、桃仁、䗪虫(蜜、酒)组成，破血力强，主治产后瘀热腹痛或妇人血瘀经闭。②《伤寒论》抵当汤：由大黄、桃仁、水蛭、虻虫组成，破血逐瘀力极强，主治下焦蓄血重证。③《证治准绳·类方》卷3代抵当丸：本方去甘草，加当归、穿山甲、生地黄，通血脉力强，且兼补血作用。

补阳还五汤 《医林改错》卷下

方剂歌诀

前编：补阳还五芪归芎，桃红赤芍加地龙，半身不遂中风证，益气活血经络通。

方解与证治

主：生黄芪四两——补气以促进血行，并使瘀祛而正不伤 ⎫ 补气，

次：当归尾二钱、川芎一钱、桃仁一钱、红花一钱、赤芍一钱半——活血祛瘀 ⎬ 活血，

地龙一钱——通行经络 ⎭ 通络

➡中风气虚血瘀证(气虚血行不畅，脉络瘀滞，形体官窍失养；又气虚不摄，膀胱气化失司)

➡半身不遂，口眼㖞斜，语言塞涩，口角流涎，小便频数或遗尿失禁，舌黯淡苔白，脉缓。

☞ **还五**：比拟正常人体阳气有十成,分布周身,左右各得其半。若亏损五成,可使半身无气而致半身不遂。故"还五"意即返还、恢复亏损之五成阳气,使之归十。

☞ **中风后遗症**：中风后,六个月内所有相关症状都称为恢复期症状;六个月后所遗留症状称为后遗症。若辨证属气虚血瘀,络脉阻滞者,本方皆可投用。

☞ **用量特点**：方中黄芪用量独重,余药总量不及黄芪五分之一。意在借黄芪大补脾肺之气以鼓动血脉,气旺自能促进血行,亦借其固摄作用以顾护经络开泄之真气。但临证时,黄芪用量宜从 30 g 开始,效果不显时,可逐渐加量至 120 g,甚至 240 g。

☞ **当归尾**：一般认为当归尾偏于破血,当归头偏于止血(行气),当归身偏于养血,全当归则兼而有之。现今无分别,统称当归。

☞ **用法特点**：久服：服本方愈后,"药不可断,或隔三、五日吃一付,或七、八日吃一付",逐渐减量服用 2、3 年,以助巩固"还五"之效,防止复发。

血府逐瘀汤 （《医林改错》卷上）

方剂歌诀

新编：血府逐瘀红花桃,芎芍牛膝归地草,柴枳桔梗调气机,血化下行不作痨。

前编：血府当归生地桃,红花赤芍枳壳草,柴胡芎桔牛膝等,血化下行不作痨。

方解与证治

主：红花_{三钱}、桃仁_{四钱}、川芎_{一钱半}、赤芍_{二钱}、牛膝_{三钱}

——活血祛瘀,赤芍兼清瘀热,牛膝兼引血下行

次：当归_{三钱}、生地黄_{三钱}——滋养阴血,生地黄又清瘀热,

当归又助主药活血

甘草_{二钱}——和中调药

柴胡_{一钱}、枳壳_{二钱}——行气疏肝,并使气行血行

桔梗_{一钱半}——开宣肺气,载药上行

}活血化瘀,行气止痛

➡胸中血瘀证(瘀血内阻胸中,气机运行不畅,清阳郁遏不升;气血瘀滞日久,肝失条达,化热上扰心神)

➡胸痛,头痛,日久不愈,痛如针刺而有定处,或胸胁刺痛,或心悸怔忡,失眠多梦,急躁易怒,入暮潮热,唇黯或两目黯黑,舌质黯红,或舌有瘀斑、瘀点,脉涩或弦紧。

☞ **血府**:原指"人胸下膈膜一片,其薄如纸,最为坚实,前长与心口凹处齐,从两胁至腰上,顺长如坡,前高后低,低处如池,池中存血,即精汁所化,名曰血府"。今泛指胸中。

☞ **血化下行不作痨**:意即使瘀血得活化者去,不能活化者引之下行,瘀去新生,故不发作痨病(泛指一切慢性顽固性、久治不愈的疾病,因瘀血所致)。

☞ **配伍特点**:气血兼顾(活血药配行气药),活中寓养(活血药配养血药),升降同施(配升降气机药)。

☞ **组成特点**:本方可看作由桃红四物汤合四逆散(熟地易生地黄,白芍易赤芍),加桔梗、牛膝而成。

☞ **类方**:①《医林改错》卷上通窍活血汤:由赤芍、川芎、桃仁、红花、麝香、老葱、生姜、黄酒组成,活血通窍力强,主治瘀阻头面证。②《医林改错》卷上膈下逐瘀汤:由红花、桃仁、川芎、赤芍、当归、甘草、枳壳、乌药、香附、五灵脂、牡丹皮、延胡索组成,行气止痛力强,主治瘀阻膈下证。③《医林改错》卷下少腹逐瘀汤:由川芎、赤芍、当归、小茴香、干姜、官桂、蒲黄、五灵脂、没药、延胡索组成,功兼温经散寒,主治瘀滞寒凝少腹证。④《医林改错》卷下身痛逐瘀汤:由红花、桃仁、川芎、牛膝、当归、甘草、羌活、秦艽、香附、没药、五灵脂、地龙组成,功兼疏风通络,主治瘀阻经络证。

复元活血汤 (《医学发明》卷3)

方剂歌诀

新编:复元活血汤柴胡,大黄红花桃仁具,当归山甲花粉草,瘀滞胁下酒煎服。

前编:复原活血有柴胡,蒌根归草与甲珠,桃仁红花大黄配,跌打损伤正宜服。

方解与证治

主:柴胡 半两 ——疏肝理气,兼引入肝经
　酒大黄 一两 ——活血散瘀,导瘀下行 ｝活血祛瘀,

次:红花 二钱、酒桃仁 五十个、当归 三钱 ——活血祛瘀,消肿止痛,当归又养血
　炮山甲 二钱 ——破瘀通络,散结消肿 ｝疏肝通络
　天花粉 三钱 ——消瘀续伤,清热消肿
　甘草 二钱 ——缓急止痛,调和诸药

➡瘀滞胁下急证(从高坠下等跌打损伤之后,经伤络损,瘀血停着,气机受阻,滞留胁下,肝气不舒)

➡胸胁疼痛肿胀,甚则痛不可忍。

☞ **复元活血**:意指服用本方活血后可使停积于胁下之瘀血去而新血生,又血活气行,疼痛亦舒,自可复原(元)如初。

☞ **用法特点**:① 水一盏半,酒半盏:即按水与酒比例 3∶1 用量煎煮,意在借酒促进血行,增强活血通络作用,并达到快速止痛的目的。② 以利为度,得利痛减,不尽服:不尽服,不必尽剂之义。若服后大便通利,疼痛减轻,需停后服。病未痊愈者,可继用本方加减或更方施治。

☞ **大黄配柴胡**:大黄、柴胡用量独重,为方中主药。大黄苦寒性主降(酒制后兼可上行),柴胡苦平性主升,二者相配,升降气机,入肝经以攻散胁下瘀滞。

☞ **柴胡功**:一以入肝胆经,引诸药直达胁下病所,以除去瘀滞;二以疏肝理气,使气行则血行,促进瘀血消散。

失笑散 (《经效方》,录自《经史证类备急本草》卷22)

方剂歌诀

前编:失笑灵脂共蒲黄,等分作散醋煎尝,血瘀心腹时作痛,祛瘀止痛效非常。

方解与证治

君:五灵脂_{等分}——活血祛瘀止痛
臣:蒲黄_{等分}——助五灵脂活血散瘀,通经止痛 } 活血祛瘀,散结止痛

➡瘀血停滞证(瘀血内停,脉络阻滞,血行不畅,或冲任受阻)
➡心腹刺痛,或妇人月经不调,少腹急痛,或产后恶露不行。

☞ **失笑**:本方证心腹疼痛剧烈,苦闷不已,患者服用本方后可使瘀血散失而心腹诸痛悉除,遂不禁欣然失声而笑,故名"失笑"。

☞ **用法特点**:好醋一勺熬成膏热服:用好醋意在助五灵脂、蒲黄散瘀止痛之力,兼制五灵脂腥臭气味。又血得热则行,热服以促血行,通则不痛。

☞ **出血证**:方中五灵脂、蒲黄又具止血作用,故二药配伍,也可用于瘀血内停所致的各种出血证。

☞ **类方**:《是斋百一选方》卷8手拈散:由五灵脂、延胡索、没药、草果组成,活血止痛作用强,兼温散之功,主治瘀滞疼痛偏寒者。

丹参饮 　《时方歌括》卷下

方剂歌诀

新编:丹参饮中用檀香,再加砂仁和胃良,血瘀气滞心胃痛,活血行气保安康。

前编:心腹诸痛有妙方,丹参砂仁加檀香,气滞血瘀两相结,瘀散气顺保安康。

方解与证治

主:丹参一两——活血祛瘀,通经止痛,又凉血清热 ｝活血祛瘀,行气止痛
次:檀香一钱、砂仁一钱——行气止痛,又助丹参活血

➡血瘀气滞证(气机郁滞,血行失畅,脉络受阻,气滞血瘀,日久化热,阻于心胃络脉)

➡心胃诸痛,痛有定处,刺痛或胀痛,舌暗或有瘀斑,脉涩。

···· 超级链接 ····

☞ **用量特点**:方中活血药丹参与行气药檀香、砂仁用量之比为 5∶1,说明本方虽气血同治,但以活血祛瘀为主。

☞ **寒温并用**:方以苦微寒之丹参为主,配以辛温之檀香、砂仁,寒温并用,但性偏寒,故本方更适宜心胃疼痛而偏瘀热者。

☞ **一味丹参散,功同四物汤**:意指丹参能通调血滞,祛瘀生新,合四物汤补血调血之功。但绝不可执拗此说,"要之四物一方,通治妇女,已属盲人扪烛之谈,乃更出一物之方,宁非绝大笑话,世又安有不问寒热虚实,而用一药一方,可以统治万病之理"。

生化汤 　《傅青主女科》卷上

方剂歌诀

新编:生化汤宜产后尝,归芎桃草加炮姜,酒便同煎恶露下,瘀滞腹痛效立彰。

前编:生化汤宜产后尝,归芎桃草加炮姜,恶露不行少腹痛,温经活血最见长。

方解与证治

君:当归八钱——养血活血,祛瘀生新

臣:川芎三钱、桃仁十四枚——助当归活血祛瘀

佐:炙甘草五分——和中缓急,调和诸药(使) ｝养血祛瘀,温经止痛

　　炮姜五分、黄酒——温经通脉,散寒止痛,炮姜又止血

　　童便——助君、臣药化瘀,引败血(浊液)下行

➡产后瘀滞腹痛(妇人新产,阴血耗损,冲任空虚,受寒邪入,侵扰胞脉,瘀滞恶露)

➡产后恶露不行,或量少、色紫暗,间夹血块,小腹冷痛,舌淡,脉沉细而涩。

☞ **生化**:意指生新血于化瘀血之中,即瘀血化而新血生,是以本方功主活血祛瘀。

☞ **产后尝**:本方曾盛行于江南一带,妇人产后有病者服之,无病者也服之,为产后必服之方。然本方终以产后受寒而致瘀滞者为宜,故临证时还应斟酌施用。

☞ **恶露**:系产后阴道排出的瘀浊败血之物,开始间杂些小血块,颜色紫红,渐渐只有暗红色液体渗出,一般在2～3周内排净。若因产后正气亏虚,外邪乘虚而入,寒滞血瘀,瘀阻胞宫,则恶露不下,或时下时止,常伴少腹疼痛等症。

☞ **炮姜功**:即将干姜炮黑,色黑入营血,可引方中诸药入血以温化瘀血;性温散寒,可使寒去血行;苦涩收敛,可防其祛瘀、温散太过。

☞ **童便**:即健康童男(12岁以下)之小便,"弃去其始初与终了之部分,取其中间放出之品,为上"(《汉药良劣鉴别法》)。其性味咸寒,善降火散瘀。

☞ **类方**:《冯氏锦囊·杂症》卷20加味生化汤:本方加牛膝、红花、肉桂,活血温通力增,用于催生,去恶露。

温经汤 (《金匮要略》)

方剂歌诀

新编:温经吴萸桂枝芎,归芍丹皮胶麦冬,参草姜夏和脾胃,调经重在暖胞宫。

前编:温经汤用萸桂芎,归芍丹皮姜夏冬,参草益气胶养血,调经重在暖胞宫。

方解与证治

君:吴茱萸三两、桂枝二两——温经通脉,散寒止痛

臣:川芎二两、当归二两、(白)芍药二两——活血止痛,养血调经

佐:牡丹皮二两——助当归、川芎活血祛瘀,又退瘀热

　　阿胶二两——养血止血

　　麦冬一升——滋阴清热,合阿胶兼制君药温燥之偏

　　人参二两、甘草二两——益气健脾,复脾生血、统血之职;甘草兼调药(使)

　　生姜二两、半夏半升——通降胃气而散结,助祛瘀调经

温经散寒,养血祛瘀

➡ 冲任虚寒,瘀血阻滞证[冲任虚寒(肝肾虚寒),固摄无力,凝血成瘀,留于胞宫,血不归经;寒凝血瘀,气机不畅,积久化热;下血日久,阴血亏损,虚热内生]

➡ 漏下不止,月经不调,经血色黯或夹有血块,小腹冷痛,或经闭,时有烦热,舌淡苔白,脉沉紧。亦治妇人久不受孕。

☞ **温经**:为温散冲任经虚寒之义。因冲任虚寒使血泣而不行,瘀血内阻,故方以吴茱萸、桂枝为君温冲任,散寒邪,使血得温则行,血行则无瘀血停滞,瘀去新生,不散瘀而瘀消散,亦即"调经重在暖胞宫"之意。

☞ **温清消补并用**:本方证为虚实寒热夹杂之候,故以温散冲任虚寒、清除内生瘀热虚热、补养亏耗阴血、消散停留瘀滞四法并用,但以温消为主。

☞ **类方**:①《妇人大全良方》卷1温经汤:本方由川芎、当归、牡丹皮、人参、甘草、肉桂、酸莪术、牛膝组成,化瘀止痛力增强,而温经补虚力减弱。②《仁斋直指方论》卷26艾附暖宫丸:由吴茱萸、川芎、当归、芍药、艾叶、香附、官桂、黄芪、续断、生地黄(米醋),温补散寒力强,主治妇人宫寒不孕。

桂枝茯苓丸 (《金匮要略》)

方剂歌诀

新编:桂枝茯苓桃芍丹,等分为末蜜和丸,漏下不止腹按痛,活血化瘀癥块散。

前编:金匮桂枝茯苓丸,芍药桃仁共粉丹,等分为末蜜丸服,活血化瘀癥块散。

方解与证治

主:桂枝_{等分}——温通血脉,又化气利水
　　桃仁_{等分}——破血下瘀
次:茯苓_{等分}——渗利水湿 }活血化瘀,缓消癥块
　　(赤)芍药_{等分}、牡丹皮_{等分}——活血化瘀,凉血清热

➡ 瘀阻胞宫证(妇人胞宫宿有瘀血癥块,病程日久,生湿化热;复因妊娠,阻滞经脉,胎失所养,或产后瘀阻恶露)

➡ 妇人妊娠胎动不安,漏下不止,血色紫黑晦暗,腹痛拒按或经闭,或产后恶露不尽,舌质紫暗或有瘀点,脉沉涩。

☞ **缓消癥块**:本方原治"妇人宿有癥病",致妊娠胎动不安或漏下不止之证。若峻猛急攻其癥,势必伤及胎儿,故本方"炼蜜和丸","每日食前服一丸,不知,加至三丸",意在峻药缓攻,渐消缓散,消不伤正。

☞ **去癥保胎**:胎动因于癥积瘀阻胞脉,血不养胎。而服药后宿癥去,新血生,不损胎而胎自安。此方法宗"有故无殒,亦无殒也"之旨。

☞ **通因通用**:瘀阻漏下,采取活血祛瘀之法,使瘀血去而血循常道,不止血而血自止,体现通因通用之法。

☞ **类方**:《万病回春》卷6催生汤:改丸为汤剂,有催生之功,主治妇人临产腹痛、腰痛而胞浆不下时。

大黄䗪虫丸 《金匮要略》

方剂歌诀

新编:大黄䗪虫干漆桃,水蛭虻虫与蛴螬,芩杏地芍草蜜配,祛瘀生新功独超。

前编:大黄䗪虫芩芍桃,地黄杏草漆蛴螬,虻虫水蛭和丸服,祛瘀生新功独超。

方解与证治

君:熟大黄十分、䗪虫(地鳖虫)半升

　　　——逐瘀攻下,破结消癥,大黄又清热

臣:干漆一两、桃仁一升、水蛭百枚、虻虫一升、蛴螬一升

　　　——助君药活血通络,攻逐瘀血,桃仁又可润燥 ⎫ 活血祛瘀,

佐:黄芩二两——助大黄清瘀热 ⎬ 破结消癥

　　杏仁一升——通降肺气,又助桃仁润燥 ⎭

　　生地黄十两、(白)芍药四两——养血滋阴,清热润燥

使:甘草三两、蜜——和中调药

➡ 干血劳(五劳虚极,经络营卫气血俱损,脉涩血凝,日久郁而化热,新血不生,形体官窍失养)

➡ 形体羸瘦,腹满不能饮食,肌肤甲错,两目黯黑,或妇人闭经,舌质紫黯,或边有紫斑,脉迟涩。

⋯⋯⋯⋯⋯⋯⋯⋯⋯⋯ 超 级 链 接 ⋯⋯⋯⋯⋯⋯⋯⋯⋯⋯

☞ **干血劳**:"久视伤血,久坐伤肉,久立伤骨,久行伤筋,是谓五劳所伤。"五劳虚极,营卫气伤,血脉涩滞,日久生瘀,结成干血,故俗称"干血劳"。

☞ **祛瘀生新**:干血内结,瘀阻不去,血脉涩滞,则新血不生。若干血得润,瘀血得去,血脉畅通,则新血始生,不补血而血自生。

☞ **缓中补虚**:意指缓消瘀血,使瘀去新生,气血因而恢复。方用蜜丸,且服用量较小,这既缓解方中药物峻猛之性,又使干血得以渐消缓散,寓"缓中补虚"之义。

☞ **干漆功**:为树脂也,辛温有毒,能"削年深坚结之积滞,破日久凝聚之瘀血"。

☞ **类方**:《金匮要略》鳖甲煎丸:由炙鳖甲、烧乌扇、黄芩、柴胡、鼠妇、干姜、大黄、芍药、桂枝、葶苈子、石韦、厚朴、牡丹皮、瞿麦、紫葳、半夏、人参、䗪虫、炙阿胶、炙蜂窠、赤硝、蜣螂、桃仁组成,主治疟母、癥瘕。

第二节　止血剂

十灰散　《十药神书》

新编:十灰散用二蓟茜,柏叶茅根荷叶添,丹桐栀黄皆炒黑,凉降止血此方先。

前编:十灰散用十般灰,柏茜茅荷丹桐随,二蓟栀黄皆炒黑,凉降止血此方推。

主:大蓟_{等分}、小蓟_{等分}、茜草_{等分}、侧柏叶_{等分}、白茅根_{等分}、荷叶_{等分}
　　　——凉血止血,大蓟、小蓟、茜草又祛瘀

次:牡丹皮_{等分}——助主药凉血、祛瘀　　　　　凉血止血

　　棕榈炭_{等分}——收涩止血

　　栀子_{等分}、大黄_{等分}——清热泻火,引热下行,使火降而血止

➡血热妄行之上部出血急证(火热内炽,盛极气逆,气逆而血升,损及肺胃络脉,迫血离经妄行,上走清窍)

➡呕血、吐血、咯血、嗽血、衄血等,血色鲜红,来势急迫,舌红,脉数。

- - - - - - 超级链接 - - - - - -

☞ **灰**:实指"炭",即烧炭存性,其目的在于加强止血作用,发挥急救之功。乃取炭为黑色,血为红色,而"红见黑即止"之意。

☞ **用法特点**:白藕捣破绞汁,或萝卜汁磨真京墨:意在取藕汁凉血止血兼散瘀或萝卜汁降气清热,京墨(以松枝烧后的油烟为主要原料制成)止血作用,加强本方急救止血之力。

☞ **止血不留瘀**:方中用大蓟、小蓟、茜草、大黄、牡丹皮散瘀,以防血止而留瘀。

☞ **类方**:《妇人大全良方》卷7四生丸:由生荷叶、生艾叶、生侧柏叶、生地黄组成,主治血热妄行之吐血、衄血。

咳血方 （《丹溪心法》卷2）

方剂歌诀

新编:咳血方中栀黛蒌,海粉诃子一并投,蜜同姜汁丸嚼化,清肝宁肺痰血瘳。
前编:咳血方中诃子收,海石栀子共瓜蒌,青黛泻肝又凉血,咳嗽痰血服之瘳。

方解与证治

主:栀子、青黛——清肝泻火,凉血止血 ⎫
次:瓜蒌仁、海粉——清肺热,祛痰止咳 ⎬清肝宁肺,凉血止血
　　诃子——清热下气,敛肺化痰 ⎭

➡肝火犯肺之咳血(肝火亢盛,升发太过,气火上逆,盛极犯肺,火灼肺络,血溢脉外;灼津成痰,痰浊内阻,肺气上逆)

➡咳嗽痰稠,痰中带血,胸胁作痛,心烦易怒,咽干口苦,舌红苔黄,脉弦数。

超级链接

☞ **海粉:**为蓝斑背肛海兔的卵群带,有清热养阴,软坚化痰之功,药材较难寻觅。《医方集解》咳血方将其改成作用相似且容易采集的海浮石,为后世习用。

☞ **用法特点:**① 蜜同姜汁丸:蜜润肺,姜汁化痰,共同加强本方止咳作用;姜之温性,还可防方中诸药寒凉凝血之偏。② 嚼化:一种特殊服药方法,即含化,是将药物含在口中,使其缓缓释放。本方意指延长在上焦停留时间,以发挥持久药效,尽快达到止咳血之目的。

☞ **化痰、止咳:**血不宁因于咳不止,咳不止因于痰不除,故方中又配化痰、敛肺止咳药,使痰化、咳止而血安宁。

☞ **治病求本:**本方证之出血病位在肺,而病本因在肝。方以折火之清肝药为主,以化痰、敛肺药为辅,并未用止血专药,实乃去其所扰则血自安之义,故本方被后世誉为治病求本之典范。

小蓟饮子 （《济生方》,录自《玉机微义》卷28）

方剂歌诀

新编:小蓟饮子藕蒲黄,栀子当归生地黄,木通滑石竹叶草,血淋热结服之康。
前编:小蓟饮子藕蒲黄,木通滑石生地裹,归草黑栀淡竹叶,血淋热结服之康。

君:小蓟等分——凉血止血,利尿通淋,又兼散瘀

臣:藕节等分、炒蒲黄等分——助小蓟凉血止血,活血化瘀

佐:栀子等分——清热泻火,导热下行

当归等分、生地黄等分——养血滋阴,生地黄兼凉血止血,

　　　　　　　　　当归兼引血归经

通草(木通)等分、滑石等分、淡竹叶等分——助小蓟清热利尿通淋

佐使:甘草等分——缓急止痛,调和诸药

凉血止血,利尿通淋

➡ 热结下焦之血淋、尿血(或因胞热,或因心火移易膀胱,热结下焦,损伤血络,迫血下行渗入膀胱,膀胱气化失常)

➡ 尿中带血,小便频数,赤涩热痛,舌红,脉数。

超级链接

☞ **血淋、尿血**:古人常以小便痛与不痛来区别血淋与尿血,痛者为血淋,不痛者为尿血。

☞ **凉血止血不留瘀**:方中小蓟、蒲黄、藕节兼有散瘀作用,又配当归养血和血,且性温可防诸药寒凉滞血,使凉血而不遏血,止血而不留瘀。

☞ **组成特点**:本方可看作由导赤散加小蓟、藕节、蒲黄、当归、滑石、栀子而成。

槐花散 (《普济本事方》卷5)

方剂歌诀

前编:槐花散用治肠风,柏叶荆芥枳壳充,为末等分米饮下,宽胸凉血逐风功。

方解与证治

君:炒槐花等分——凉血止血,清大肠湿热

臣:侧柏叶等分——助槐花凉血止血,又收敛止血

佐:荆芥等分——疏风散邪,又助君、臣药止血

炒枳壳等分——宽肠行气,顺降肠胃腑气

清肠止血,疏风行气

➡ 肠风脏毒(风热相搏或湿热蕴结,壅遏肠道,损伤血络,阻滞气机)

➡ 便前出血,或便后出血,或粪中带血,以及痔疮出血,血色鲜红或晦暗,舌红,脉数。

超级链接

☞ **肠风脏毒**:一般认为大便下血,便前而来,其势急迫,四射如溅,色鲜红者为肠风;便后而来,其势较缓,点滴而下,色浊而暗者为脏毒。从用药来看,本方较适合于肠风。

☞ **用法特点**:清米饮调下:清米饮即米汤。取其益气和胃,调服以使全方诸药凉血清肠而不伤胃气。

☞ **类方**:《太平惠民和剂局方》卷8槐角丸:由槐角、枳壳、防风、地榆、当归、黄芩组成,清肠止血之功强,且兼养血活血之效。

黄土汤 （《金匮要略》）

方剂歌诀

新编:黄土汤中附术芩,生地阿胶甘草并,便后下血功独擅,吐衄崩中效亦灵。

前编:黄土汤中术附芩,阿胶甘草地黄并,便后下血功独擅,吐衄崩中效亦灵。

方解与证治

君:灶心黄土_{半斤}——温中止血
臣:_炮附子_{三两}——助灶心黄土温暖中焦
　　白术_{三两}——益气健脾,复脾统血之权　｜温阳健脾,养血止血
佐:黄芩_{三两}——止血
　　生地黄_{三两}、阿胶_{三两}——滋养阴血,又止血
佐使:甘草_{二两}——益气和中,调和诸药

➡脾阳不足,脾不统血证(脾阳不足,脾气亦虚,统摄无权,血溢脉外,血出日久,阴血不足;又阴寒内生,四肢失温)

➡大便下血,先便后血,或吐血、衄血,或妇人崩漏,血色黯淡,四肢不温,面色萎黄,舌淡苔白,脉沉细无力。

········ **超级链接** ········

☞ **灶心黄土**:又称伏龙肝、灶心土。为土灶中锅底正中央的焦黄土,久经火煅,其色黄赤黑,性味温涩。现代因药源不足,常以赤石脂代之。

☞ **远血**:指先大便后下血,血色多黯黑,其出血部位远离直肠、肛门。可用本方施治。

☞ **近血**:指先下血后大便,血色多鲜红,其出血部位靠近直肠、肛门。可用《金匮要略》赤小豆当归散施治。

☞ **刚柔互济**:方中刚药灶心土、附子、白术温中健脾,柔药生地黄、阿胶滋养阴血,二者配伍,则温而不燥,滋而不腻,阴阳互济。

☞ **黄芩功**:一苦寒坚阴,合柔药防刚药易动血、温燥之弊;二清肝止血,使木宁土长,助刚药温阳健脾。

（刘华东　苑述刚　陈巨鹏）

第十四章 治风剂

【定义】 多以辛散祛风药或平肝熄风药为主组成,具有疏散外风或平熄内风作用,治疗风病的方剂,称为治风剂。

【分类】 据风之因,常分为疏散外风(治外风病证)与平熄内风(治内风病证)剂。

【配伍】 常配滋阴养血药,以及活血行气、清热、通络、化痰、安神等药。

【使用注意】 ① 辨清外风、内风。② 辨明风邪与寒、热、湿、痰、瘀等病邪的兼夹以及病情的虚实。③ 内风可以兼夹外风,外风可以引动内风。④ 阴虚或伴阳亢者,慎用辛温燥烈之品。

超级链接

☞ **风病**:指由外风(六淫之一)和内风(肝风)引起的病证。疏散外风剂治疗因外风侵袭肌肉、经络、筋骨、关节等处而引起的病证;平熄内风剂治疗脏腑功能失调,提升肝阳,引发肝风,肝风内动而引起的病证,有虚实之分。

☞ **配滋阴养血药**:风为阳邪,阳亢风动,风胜则干,且祛风药多辛温香燥,均易损伤阴血,故治风剂中常滋阴补血药,以期血和风灭,阴充风熄。如消风散中用当归、生地黄、胡麻仁,镇肝熄风汤中用白芍、玄参、天冬等。

第一节 疏散外风剂

川芎茶调散 (《太平惠民和剂局方》)

方剂歌诀

新编:川芎茶调白芷羌,荆防细辛薄草藏,目昏鼻塞风攻上,偏正头痛悉能康。

前编:川芎茶调有荆防,辛芷薄荷甘草羌,目昏鼻塞风攻上,偏正头痛悉能康。

方解与证治

君:川芎_{四两}、白芷_{二两}、羌活_{二两}——祛风散寒止痛

臣:荆芥_{四两}、防风_{一两半}、细辛_{一两}——助君药疏风散寒

　　薄荷_{八两}——清利头目,助诸辛温药疏风散邪

佐:茶——苦寒,上清头目,兼制诸风药之温燥与升散

使:炙甘草_{二两}——调和诸药

> 疏风止痛 → 外感风邪头痛(风邪外袭,循经上犯头目,清阳被遏,又卫阳郁闭,肺气不利)

➡偏正头痛或巅顶作痛,恶寒发热,目昏鼻塞,舌苔薄白,脉浮。

☞ **头痛**:有外感、内伤之分。本方所治为外感风邪头痛,因头为诸阳之会,清空之府,而风为轻扬之邪,故"伤于风者,上先受之"。若风邪久留不去,经隧闭阻不通,头痛日久不愈,其痛或偏或正,休作无时,便成头风。

☞ **善止头痛**:方中川芎善治少阳、厥阴经头痛(头顶痛或两侧疼痛),白芷善治阳明经头痛(前额痛或眉棱骨痛),羌活善治太阳经头痛(后头痛牵引项部),细辛善治少阴经头痛(脑痛连齿)。

☞ **薄荷功**:薄荷辛凉,用量独重,一以清利头目,宣通鼻窍;二助诸辛温药祛风散邪;三缓诸辛温祛风药温燥之性,扩大本方应用范围(即本方通治外感风寒、风热头痛)。

☞ **类方**:《丹溪心法附余》卷12菊花茶调散:本方加菊花、蝉蜕、僵蚕,功擅疏散风热,清利头目,主治头痛之风热上扰证。

大秦艽汤 （《素问病机气宜保命集》卷中）

方剂歌诀

新编:大秦艽汤羌独防,辛芷芩膏二地黄,当归芎芍苓术草,养血祛风通治方。
前编:大秦艽汤羌独防,芎芷辛芩二地黄,石膏归芍苓术草,养血祛风通治方。

方解与证治

君:秦艽三两——祛风通络
臣:羌活一两、独活二两、防风一两、细辛半两、白芷一两——助秦艽祛风散邪 ┐ 祛风
佐:黄芩一两、石膏二两、生地黄一两——清热 │ 清热,
　　熟地黄一两、当归二两、川芎二两、白芍(四物汤)二两——养血活血 │ 养血
　　茯苓一两、白术一两——益气健脾,助生化之源 ┘ 活血
使:甘草二两——调和诸药

➡ 风邪初中经络证(气血亏虚,脉络空虚,风邪乘虚侵入,痹阻气血,郁而化热,筋脉失养,但未及脏腑)

➡ 口眼㖞斜,舌强不能言语,手足不能运动,风邪散见,不拘一经。

☞ **风邪散见,不拘一经**:意指风性弥散,为病变化多端,风中经络,往往数经并中。

☞ **中风**:又称卒中,以猝然仆倒,昏不知人,伴口眼㖞斜,半身不遂,语言不利,或

不经昏仆,仅见㖞僻不遂为主症的一种疾病,有真中风与类中风之别。真中风为体虚外中风邪而致的中风病,不同于《伤寒论》太阳中风(风寒表证);类中风为因火、气、血、湿、痰等所致的中风病。

☞ **风邪初中经络:**中风有中经络与中脏腑之分,其区别主要在于中脏腑者常有神志改变,且多有后遗症。本方证主治中风中经络,症见口眼㖞斜,半身不遂,但不伴有意识障碍。

☞ **四物汤:**一以补血充脉,润燥柔筋;二以制风邪、诸风药之温燥伤及阴血;三以行血除痹,络通风散。

☞ **清热药:**方用黄芩、石膏清气分热,生地黄清血分热,解风邪郁化之热或素有热邪,兼制诸风药温燥助阳化热伤阴之弊。

☞ **类方:**《备急千金要方》小续命汤:由人参、肉桂、附子、甘草、防己、防风、麻黄、杏仁、生姜、芍药、川芎、黄芩组成,功用祛风散寒,益气助阳,主治阳虚之真中风证及风湿痹痛。

小活络丹(原名活络丹) 《太平惠民和剂局方》卷1

方剂歌诀

新编:小活络丹天南星,二乌乳没地龙并,风寒湿邪三气至,痰浊瘀血闭在经。
前编:小活络丹天南星,二乌乳没地龙并,中风手足皆麻木,风痰瘀血闭在经。

方解与证治

主:炮天南星六两——祛风化痰
　炮川乌六两、炮草乌六两——祛风除湿,散寒止痛 　　祛风除湿,
次:乳香二两二钱、没药二两二钱——活血行气,通络止痛 　　化痰通络,
　地龙六两——活血通络,兼引诸药直达病所 　　活血止痛

➡风寒湿痹证(风寒湿邪入中经络,气血运行不利,经脉痹阻,日久聚湿生痰,滞血成瘀,肢体关节失于荣养)

➡肢体筋脉疼痛,麻木拘挛,关节伸屈不利,疼痛游走不定。亦治中风。

························超级链接························

☞ **中风:**本方主治为真中风,乃病久不愈,外风不除,且兼见湿痰瘀血阻滞所致者,以手足不仁,日久不愈,腰腿沉重,或腿臂间作痛为主要表现。

☞ **用法特点:**冷酒送下,荆芥茶下:冷酒之冷以反佐,防热伏寒湿;酒以温通,行药

势。荆芥善散寒除湿,祛风疏表,共助本方药力。

☞ **毒药**:方中川乌、草乌为散寒止痛要药,天南星为祛风痰要药,但三者均有毒,入方药须炮制用。

牵正散 (《杨氏家藏方》卷1)

方剂歌诀

新编:牵正散内用白附,僵蚕全蝎酒调服,口眼㖞斜言不正,祛风化痰症可除。
前编:牵正散治口眼斜,白附僵蚕全蝎加,混合研细酒调服,风中络脉效力佳。

方解与证治

君:生白附子等分 —— 祛风化痰止痉,尤善祛头面风痰

臣:生僵蚕等分 —— 助白附子祛风化痰

生全蝎等分 —— 助白附子祛风止痉,又通经络

佐使:酒 —— 宣通血脉,引诸药入络

} 祛风化痰止痉

➡ 风痰阻络证(平素阳明内蓄痰浊,太阳外中风邪,风邪引动痰浊阻于头面经络,经隧不利,筋肉失养)

➡ 口眼㖞斜,言语不正。

超级链接

☞ **口眼㖞斜**:本方证因风痰阻络,经隧不利,筋肉失养,不用则缓;无邪之处,气血尚通畅,运动如常,相对而急,缓者为急者牵引而发口眼㖞斜。

☞ **用法特点**:热酒调下:酒为水谷之精气,性炎上,一引诸药入络,直达病所;二通行血脉,借热气助诸药祛风通络之力。

☞ **毒药**:方中白附子、全蝎均有毒,生用毒性更强,故临证时应严格掌握剂量。

☞ **类方**:①《流行性乙型脑炎中医治疗法》止痉散:由全蝎、蜈蚣组成,主治痉厥,四肢抽搐,以及痛症等。②《外科正宗》卷4玉真散:由天南星、天麻、羌活、防风、白芷组成,主治破伤风。

消风散 (《外科正宗》卷4)

方剂歌诀

新编:消风散中有荆防,蝉蜕牛蒡通苦参苍,膏知胡麻归地草,风疹湿疹服之康。
前编:消风散中有荆防,蝉蜕胡麻苦参苍,知膏蒡通归地草,风疹湿疹服之康。

君:荆芥一钱、防风一钱、蝉蜕一钱、牛蒡子一钱——疏散风邪

臣:木通五分、苦参一钱、苍术一钱——燥湿,利湿

　　石膏一钱、知母一钱——清热泻火

佐:胡麻一钱、当归一钱、生地黄一钱——滋养阴血,当归又活血

佐使:甘草五分——清热解毒,调和诸药

疏风养血,
清热除湿

➡ 风疹、湿疹(风湿热邪侵袭,浸淫血脉,郁于肌肤腠理,凝滞气血)

➡ 皮肤瘙痒,疹出色红,或遍身云片斑点,抓破后渗出津水。

超级链接

☞ **风疹、湿疹:**泛指瘙痒性皮肤病,本方证因风湿热邪浸淫血脉所致。若风邪偏盛,见皮肤瘙痒,时隐时现;湿邪偏盛,见皮肤瘙痒,抓破后渗出津水;热邪偏盛,见疹出色红。

☞ **痒自风来:**指风性数变,致病变幻无常,侵袭人体可致皮肤瘙痒,发无定处,此起彼伏,时隐时现。故临床上常用祛风法治疗皮肤瘙痒。

☞ **当归、生地黄、胡麻功:**一是滋养阴血,意在补风湿热邪及祛风除湿药耗伤之阴血;二是当归兼可活血,有助于祛风除邪,即"血行风自灭"之义。

☞ **胡麻:**一是亚麻子,功主祛风止痒,润肠通便;二是黑芝麻,功主补肝肾,益精血,润肠燥;三是茺蔚子,功主活血通络,疏风清热。对本方证而言,这三种均可应用,如强调滋养阴血,则以黑芝麻为妥。

☞ **四法:**即本方所体现的疏风、清热、除湿、养血四法。若再加温阳法,则基本囊括治疗皮肤病中医治法。

☞ **类方:**《严氏济生方》当归饮子:由当归、白芍、川芎、生地黄、白蒺藜、防风、荆芥穗、何首乌、黄芪、炙甘草(生姜),功主养血祛风止痒。

第二节　平熄内风剂

镇肝熄风汤　(《医学衷中参西录》)

新编:镇肝熄风膝赭龙,牡蛎龟玄芍天冬,茵陈川楝麦芽草,风阳亢逆能奏功。

前编:镇肝熄风芍天冬,玄参龟甲赭茵从,龙牡麦芽膝草楝,肝阳上亢能奏功。

君:怀牛膝—两——引血下行,补益肝肾

臣:生代赭石—两、生龙骨五钱、生牡蛎五钱——降逆潜阳,助镇熄肝风 ⎫
⎬ 镇肝熄风,
佐:生龟甲五钱、玄参五钱、白芍五钱、天冬五钱——滋养阴液,助潜阳熄风 ⎪ 滋阴潜阳

　　茵陈二钱、川楝子二钱、生麦芽二钱——清泄肝热,条达肝气 ⎭

佐使:甘草钱半——合麦芽和胃安中,兼调药

➡类中风(肝肾阴虚,阴不制阳,肝阳偏亢,阳亢化风,气血逆乱,上扰清窍)

➡头目眩晕,脑部胀痛,面色如醉,心中烦热,脉弦长有力。

超级链接

☞ **怀牛膝配代赭石**:重用怀牛膝为君,性善下行,引血下行以解气血逆乱上冲以治标,又补益肝肾以治本;代赭石为臣,质重坠,镇逆平冲。二者相配,下达之力速,重在使上逆之气血迅即随之而下,可治疗"脑充血症"。

☞ **条达肝气**:肝为将军之官,司疏泄,性喜条达而恶抑郁,若一味镇潜,难免肝气受抑,反不利于风阳之平息。故方用茵陈、川楝子、生麦芽清泄肝阳之有余,条达肝气之郁滞,以遂其性,从而助肝阳之潜降及气血之运行。

☞ **生用**:代赭石、龙骨、牡蛎、龟甲、白芍生用可加强平肝潜阳清热之功,麦芽生用则疏肝力强,切合本方方证病机。

天麻钩藤饮 (《中医内科杂病证治新义》)

新编:天麻钩藤石决明,栀芩茯神夜藤并,寄生杜膝益母草,眩晕头痛不寐宁。

前编:天麻钩藤石决明,栀杜寄生膝与芩,夜藤茯神益母草,主治眩晕与耳鸣。

君:天麻9g、钩藤12g、石决明18g——平肝熄风 ⎫
⎪ 平肝熄风,
臣:栀子9g、黄芩9g——清肝泻火,以折亢阳 ⎪
⎬ 清热活血,
佐:朱茯神9g、夜交藤9g——安神利眠 ⎪ 补益肝肾
⎪
　　桑寄生9g、杜仲9g——补益肝肾 ⎪
⎪
　　川牛膝12g、益母草9g——活血利水,引血下行 ⎭

➡肝阳偏亢,肝风上扰证(肝肾不足,肝阳偏亢,生风化热,风阳挟血上扰清窍,且心神失宁)

➡头痛,眩晕,失眠,耳鸣,舌红苔黄,脉弦。

☞ **中西医结合方**：本方原为高血压头痛所设。辨证为"肝火之厥逆"，治以"平肝降逆为主法"；辨病为高血压，"所用黄芩、杜仲、益母草、桑寄生等，均经研究有降低血压之作用"，故本方颇具中西医结合特色。现今临床，这种组方思路已被许多业医者广泛运用。

☞ **川、怀牛膝**：二者苦酸平，均具活血通经，补肝肾，强筋骨，利尿通淋，引血下行之功，一般认为川牛膝偏活血通经，利尿通淋；怀牛膝偏补肝肾，强筋骨。

☞ **朱茯神**：即经过朱砂搅拌加工过的茯神，较茯神安神力倍增，兼具清心除烦之功。

羚角钩藤汤 （《重订通俗伤寒论》）

方剂歌诀

新编：羚角钩藤配菊桑，竹茹贝芍鲜地黄，茯神甘草同煎煮，肝热生风急煎尝。

前编：羚角钩藤茯菊桑，贝草竹茹芍地黄，阳邪亢盛成痉厥，肝风内动急煎尝。

方解与证治

君：羚羊角_{钱半}、钩藤_{三钱}——凉肝熄风，清热解痉
臣：菊花_{三钱}、桑叶_{二钱}——助羚羊角、钩藤清热熄风
佐：竹茹_{五钱}、川贝母_{四钱}——清热化痰
　生白芍_{三钱}、鲜地黄_{五钱}——养阴增液，柔肝舒筋
　茯神木_{三钱}——宁心安神
佐使：生甘草_{八分}——合白芍酸甘化阴，舒筋缓急，兼调药

｝凉肝熄风，增液舒筋

➡ 肝经热盛，热极动风证（温病热邪传入厥阴肝经，肝经热盛，热极动风，风火相煽，灼伤津液，筋脉失养，柔失刚过；又热扰心神，炼津成痰）

➡ 高热不退，手足抽搐，发为痉厥，舌绛而干，脉弦数。

☞ **桑叶、菊花功**：本方证因肝热生风，方以羚羊角、钩藤为君，桑叶、菊花为臣，性寒入肝清热熄风以辅君，故不同于桑菊饮用之为君以疏散上焦风热。

☞ **用法特点**：竹茹鲜刮，与羚羊角先煎代水：鲜刮竹茹，长于清热除烦，"以竹之脉络通人之脉络"，增清肝安神之功；羚羊角质硬难煎，加之比较贵重，故先煎代水以增药效。

☞ **茯神木**：为多孔菌科植物茯苓菌核中间的松根。本方证为肝风内动而厥，厥者

心之不宁也。"茯神本治心,而中抱之木又属肝,以木制木,木平则风定,风定则心宁而厥自止也"。

☞ **增液舒筋**:一种治法。肝主筋,体阴而用阳,肝热炽盛,阴亏生燥,筋脉失养,肝柔和之性失而刚强之性过,遂见筋急而挛,故方用生白芍、鲜生地黄增液舒筋而挛急自除。

大定风珠　《温病条辨》卷3

前编:大定风珠鸡子黄,再合加减复脉汤,三甲并同五味子,滋阴熄风是妙方。

主:生鸡子黄二枚、阿胶三钱、生地黄六钱、麦冬六钱、生白芍六钱、麻仁二钱
　　　　——滋阴养血,涵木熄风

次:生龟甲四钱、生鳖甲四钱、生牡蛎四钱——重镇潜阳以助熄风 }滋阴熄风

　　五味子二钱、炙甘草四钱——酸甘化阴,助主药养阴,甘草兼调药

➡ 温病后期,阴虚动风证(温病后期,邪热久羁,灼伤真阴,水不涵木,虚风内生,筋脉失养;阴精虚衰,神失所养,甚则阴不敛阳,虚阳外越)

➡ 神倦瘛疭,舌绛苔少,脉气虚弱,时时欲脱。

超级链接

☞ **定风珠**:本方具滋阴定(熄)风之功,又"以鸡子黄宛如珠形,得巽木之精而能熄肝风",而"肝为巽木,巽为风",故名之。

☞ **三甲**:又称生三甲,指龟甲、鳖甲、牡蛎三药,味咸润下,生用则潜阳滋阴力强。

☞ **瘛疭**:又称抽搐、搐搦、抽风。"瘛者筋脉急也,疭者筋脉缓也。急者则引而缩,缓者则纵而伸。或缩或伸,动而不止者,名曰瘛疭。"本方证因阴液耗损,筋脉失养而致瘛疭。

☞ **鸡子黄配阿胶**:本方证为阴液大伤所致,故以二者血肉有情,气味俱厚而补益阴血,合则养阴熄风力增。

☞ **类方**:①《温病条辨》卷3三甲复脉汤:本方去鸡子黄、五味子,滋阴熄风力稍弱。②《通俗伤寒论》阿胶鸡子黄汤:由鸡子黄、阿胶、生地黄、白芍、牡蛎、甘草、石决明、钩藤、络石藤、茯神组成,凉肝安神力较强。

(刘华东　南淑玲　张宝文)

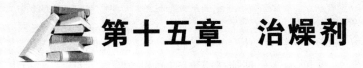

第十五章　治燥剂

【定义】　多以轻宣辛散或甘凉滋润药为主组成,具有轻宣燥邪或滋阴润燥作用,治疗燥病的方剂,称为治燥剂。

【分类】　据燥之成因,常分为轻宣外燥(治外燥病)和滋润内燥(治内燥病)剂两类。

【配伍】　常配清热泻火药,以及止咳化痰、益气补脾、和胃降逆、养阴生津、宣肺解表等药。

【使用注意】　① 辨清外燥、内燥。② 不宜多用滋润之品,以免助湿生痰滞气,妨碍脾胃运化。③ 避免使用辛香温燥或苦寒泻火之品,以免再伤津液。

超级链接

☞ **燥病**:指由外燥(六淫之一)和内燥引起的病证,依"燥者润之"、"湿可去枯"等理论立法组方治之。外燥为秋季感受之燥邪,有温燥(感夏火之余气)和凉燥(受近冬之寒气)之分;内燥由人体津液亏耗而产生的燥邪,有上燥(及肺)、中燥(及胃)、下燥(及肾、大肠)之分等。

☞ **配清热泻火药**:燥邪最易化热,其性近火;又燥邪伤津耗液,阴虚生内热,故治燥剂中常配清热泻火药,以期存阴润燥。如清燥救肺汤中用石膏,玉液汤中用知母等。

☞ **轻宣外燥剂配止咳化痰药**:燥气通于肺,肺喜润恶燥。外感燥邪,最易伤肺,致肺失宣肃,津聚生痰,故轻宣外燥剂中常配止咳化痰药,以助肺司开合,布散津液。如杏苏散中用桔梗、杏仁、半夏等。

第一节　轻宣外燥剂

杏苏散　《温病条辨》卷1）

方剂歌诀

新编:杏苏散中枳桔前,夏陈苓草姜枣研,轻宣温润治凉燥,咳止痰化病自痊。

前编:杏苏散中夏陈前,枳桔苓草姜枣研,轻宣温润治凉燥,咳止痰化病自痊。

君：杏仁、苏叶——轻宣凉燥，苏叶又行气，杏仁又止咳 ⎫
臣：枳壳、桔梗、前胡——理肺祛痰止咳，前胡兼疏表 ⎬ 轻宣凉燥，理肺化痰
佐：半夏、陈皮、茯苓——化痰行气 ⎮
佐使：甘草、生姜、大枣——调脾胃，和诸药 ⎭

➡ 外感凉燥证（凉燥外袭，卫阳被郁，肺失宣降，输布失常，津凝成痰，痰阻气滞）
➡ 头微痛，恶寒无汗，咳嗽痰稀，鼻塞咽干。

☞ **凉燥证**：乃秋分之后，深秋之时，气候干燥而渐冷，外感而触发之证，性质近于风寒证（多"燥胜则干"表现），但"较严冬风寒为轻"，其治方也可用于风寒犯肺证。

☞ **杏仁配苏叶**：杏仁苦辛甘温，温润降肺；苏叶辛温，发表宣肺。二者相配，合"苦温甘辛"之法，宣降肺气，散寒润燥，可治凉燥。

☞ **组成特点**：本方可看作由二陈汤去乌梅，加苏叶、杏仁、桔梗、枳壳、前胡而成。

桑杏汤 《温病条辨》卷1

方剂歌诀

新编：桑杏汤中栀梨皮，豆豉浙贝沙参齐，干咳鼻燥热不甚，清宣凉润温燥宜。
前编：桑杏象中浙贝宜，沙参栀豉与梨皮，干咳鼻涸又身热，清宣凉润燥能祛。

方解与证治

主：桑叶—钱、杏仁—钱五分——轻宣温燥，利肺止咳 ⎫
次：栀子皮—钱、梨皮—钱——清泄燥热，生津润肺 ⎬ 清宣温燥，润肺化痰
　　淡豆豉—钱——助主药疏散外燥 ⎮
　　浙贝母—钱、沙参二钱——清热化痰，润肺止咳 ⎭

➡ 外感温燥，邪在肺卫证［温燥外袭（邪势较轻），肺失清肃，灼津成痰］
➡ 微恶风寒，身热不甚，干咳无痰或痰少而粘，口渴，咽干鼻燥，脉浮数。

☞ **温燥证**：乃立秋之后，初秋之时，气候干燥而暑热未尽，外感而发之证，性质近于风热证（多"燥胜则干"表现），但"较暮春春温为重"，其治方也可用于风热犯肺证。

☞ **栀子皮、梨皮**:栀子、梨性寒,均用皮者,意在取其清表热(取象比类也),而肺合皮毛,又取其直清肺热。

☞ **桑叶配杏仁**:桑叶,苦甘寒,宣肺发表;杏仁苦辛甘温,温润降肺。二者相配,宣降肺气,散热润燥,可治温燥。

☞ **轻药不得重用**:温燥初起,邪势不甚,宜轻宣立法。故本方药物用量宜轻,不宜过重,以免重用而药过病所。

☞ **类方**:《温病条辨》卷1翘荷汤:由薄荷、连翘、生甘草、栀子皮、桔梗、绿豆皮组成,治燥气化火,清窍不利者。

清燥救肺汤 (《医门法律》卷4)

方剂歌诀

新编:清燥救肺桑膏杷,杏草参胶麦胡麻,身热咳喘脉虚大,清燥润肺效堪嘉。

前编:清燥救肺参草杷,石膏胶杏麦胡麻,经霜收下冬桑叶,清燥润肺效可嘉。

方解与证治

君:桑叶三钱——轻宣温燥
臣:煅石膏二钱五分——清泄肺热,生津润燥
佐:蜜枇杷叶一片、炒杏仁七分——宣肃肺气,止咳平喘
　　甘草一钱、人参七分——益气和中,培土生金,甘草兼调药(使)
　　阿胶八分、麦冬一钱二分、炒胡麻仁一钱——养阴生津以润肺

清燥润肺,养阴益气

➡ 温燥伤肺,邪在气分证[外感温燥(邪势较重),肺先受之,肺失清肃,又耗伤阴津,损及于气]

➡ 身热不退,干咳少痰,气逆而喘,舌干无苔,脉虚大而数。

---- 超级链接 ----

☞ **经霜收下冬桑叶**:意即经霜降后收下过冬仍在枝头的桑叶,此桑叶柔润不凋,得秋之全气,秉清肃之性,故质轻辛凉之功益著。

☞ **石膏**:原方用煅石膏。因石膏煅制后具收敛生肌止血之功,且多作外用,故现代临床使用本方时常改为生石膏。

☞ **用量特点**:方中石膏用量小于桑叶,旨在强调本方重在轻宣外散温燥之邪,也寓清肺不可过于寒凉之义。

第二节 滋阴润燥剂

麦门冬汤 （《金匮要略》）

方剂歌诀

新编：麦门冬汤用人参,半夏粳米枣草存,肺痿咳逆因虚火,益胃生津此方能。

前编：麦门冬汤用人参,枣草粳米半夏存,肺痿咳逆因虚火,益胃生津宜煎烹。

方解与证治

君：麦冬_{七升}——滋养肺胃之阴,且甘寒清热

臣：人参_{三两}——益气生津

佐：半夏_{一升}——降逆化痰,合麦冬润燥相得 ⎱ 滋养肺胃,降逆和中

粳米_{三合}、大枣_{十二枚}——益气养胃生津

佐使：甘草_{二两}——助人参益气补中,兼调药

➡ 虚热肺痿(肺阴亏虚或肺失胃养,肺气不降,胃气失和;虚热内生,又肺不布津,津凝成痰)

➡ 咳逆上气,咯痰不爽或吐涎沫,或气逆呕吐,口渴咽燥,舌红少苔,脉虚数。亦治胃阴不足证。

········· 超级链接 ·········

☞ **胃阴不足证**：方中麦冬益胃阴,半夏降胃逆,人参、甘草、粳米、大枣补气养胃,故本方也可用治胃阴不足,胃气上逆证。

☞ **润燥相得**：指方以麦冬甘润养阴为君,半夏辛燥降逆为佐。大量麦冬配伍少量半夏(麦冬∶半夏=7∶1),使麦冬滋而不腻滞,半夏燥而不伤阴。

☞ **培土生金**：本方证为肺虚或肺失胃养,致肺叶痿弱不用。虚则补其母,故用人参及甘草、大枣、粳米益气补中,培土生金,以复肺之生机。

益胃汤 （《温病条辨》卷2）

方剂歌诀

新编：益胃麦冬生地黄,沙参玉竹合成方,再加冰糖同煎服,温病须虑把津伤。

前编：温病条辨益胃汤,沙参麦地合成方,玉竹冰糖同煎服,温病须虑把津伤。

君:麦冬五钱、生地黄五钱——养阴清热,生津润燥

臣:沙参三钱、炒玉竹一钱五分——助君药养阴生津益胃 } 养阴益胃

佐使:冰糖一钱——助君、臣药养胃润燥,兼调药

➡胃阴虚证(阳明温病日久,胃阴耗损,虚热内生,胃络虚滞,受纳失职,口咽、肠道失润)

➡胃脘灼热隐痛,饥不欲食,口干咽燥,大便干结,舌红少津,脉细数。

☞ **糖**:冰糖为白砂糖煎炼而成的冰块状结晶,甘平,功主益气和胃,润肺止咳。通常白砂糖是用红糖精制提炼而成,红糖是由甘蔗汁和甜菜汁经浓缩干燥而成。白砂糖甘平,功主和中缓急,生津润燥;红糖甘温,功主补中缓急,和血逐瘀。

☞ **类方**:《温病条辨》卷1沙参麦冬汤:由沙参、麦冬、玉竹、天花粉、桑叶、白扁豆、甘草组成,功兼轻宣外燥,主治燥伤肺胃阴分证。

养阴清肺汤 (《重楼玉钥》)

方剂歌诀

新编:养阴清肺生地黄,玄麦白芍补虚良,丹贝薄草解结毒,时疫白喉急煎尝。

前编:养阴清肺是妙方,玄参草芍冬地黄,薄荷贝母丹皮入,时疫白喉急煎尝。

方解与证治

君:生地黄二钱——滋阴清热,凉血解毒

臣:玄参一钱半、麦冬一钱二分、炒白芍八分——助君药滋阴清热,
玄参又解毒利咽

佐:牡丹皮八分——清热凉血消肿

　　贝母八分——润肺化痰,清热散结 } 养阴清肺,解毒利咽

　　薄荷五分——辛凉散邪利咽

佐使:生甘草五分——清热解毒,调和诸药

➡白喉(白缠喉)(素体肺肾阴虚,虚火上炎,复因感受燥热疫毒,犯及喉咽)

➡喉间起白如腐,不易拭去,咽喉肿痛,鼻干唇燥,脉数。

☞ **时疫白喉**:指白喉因感受非时燥热疫毒引起,发病突然,有较强的传染性、流行性。

☞ **养阴**：白喉"属少阴一经，热邪伏其间，盗其肺金之母气，故喉间起白，缘少阴之脉循喉咙系舌本"，故方中重用生地黄、玄参养肾阴，麦冬养肺阴，补益"本质不足"以治本，绝不可纯用辛散之品。

增液汤　（《温病条辨》卷2）

方剂歌诀

新编：增液玄地与麦冬，但非重用不为功，津枯便闭热势减，增水行舟便自通。

前编：增液汤用玄地冬，滋阴润燥有殊功，热病津枯肠燥结，增水行船便自通。

方解与证治

君：玄参—两——滋阴增液，软坚润下，泻火散结　⎫
臣：生地黄八钱、麦冬八钱——助玄参养阴清热，增液润燥　⎭滋阴清热，润燥通便

➡ 阳明温病，津涸便秘证（阳明温病，热邪久留肠胃，热势已减，阴津耗损，津亏肠燥，无水舟停）

➡ 大便秘结，口渴，舌干红，脉沉无力或细数。

- - - - - - - - - - - - **超级链接** - - - - - - - - - - - -

☞ **但非重用不为功**：即方中诸药须重用才可"作增水行舟之计"，意指阴液充足，燥结方能下行。若大便仍不下，可合"调胃承气汤微和之"，即增液承气汤法。

☞ **增水行舟**：一种治法。是以补药之体，作泻药之用而攻实。无水舟停，即津亏便秘，通过养阴增液，润滑肠道，可促使肠内糟粕泻出。

琼玉膏　（申铁瓮方，录自《洪氏集验方》卷1）

方剂歌诀

前编：琼玉膏中生地黄，参苓白蜜炼膏尝，肺枯干咳虚劳症，金水相滋效倍彰。

方解与证治

主：生地黄十六斤——滋阴清热，凉血止血　⎫
次：人参二十四两、茯苓四十九两、白蜜十斤——益气补中，培土生金　⎬滋阴润肺，
　　　　　　　　　　　　　　　　　　　　　白蜜兼润肺止咳　⎭益气补脾

➡ 阴虚肺痨（久病伤正，肺肾阴虚，肺气上逆，虚火上炎，灼伤肺络；损及于脾，脾气亦虚）

➡ 干咳少痰，咽燥，咯血量少，肌肉消瘦，气短乏力，舌红苔少，脉细数。

☞ **琼玉膏**:指将本方制成内服煎膏,经较长时间服用,能"起吾沉瘵,珍赛琼瑶",故名琼玉(美玉)膏。

☞ **金水相滋**:方中生地黄滋肾水,白蜜润肺金,二者配伍,可使金水相生,肺阴充足。

☞ **肺痨**:又称痨瘵,指因痨虫侵蚀肺脏引起的具有传染性的慢性虚弱疾患,以咳嗽、咯血、潮热、盗汗及身体逐渐消瘦为主要临床表现,相当于现今之肺结核病。

☞ **用法特点**:温酒化服:阴虚肺痨本应忌用辛热之品,但因方中生地黄用量较大,故以辛热之温酒防其滋腻碍胃之偏。

玉液汤 (《医学衷中参西录》)

方剂歌诀

新编:玉液山药芪花粉,知味鸡金与葛根,饮一溲一消渴证,益气生津显效能。

前编:玉液汤中芪葛根,鸡金知味药花粉,饮一溲一消渴证,益气生津显效能。

方解与证治

君:生山药一两——益气滋阴,补脾固肾

　　生黄芪五钱——补气升阳,使脾气升而转输津液

臣:天花粉三钱、知母六钱——滋阴清热,润燥止渴 ⎱ 益气生津,固肾止渴

佐:五味子三钱——敛阴生津,固肾缩尿

　　生鸡内金二钱——消食助运,以资生化

　　葛根一钱半——生津止渴,助黄芪升阳

➡ 消渴(脾气不升,肾虚不固,阴虚燥热)

➡ 口渴引饮,小便频数,困倦气短,脉虚细无力。

☞ **消渴**:以多饮、多食、多尿和身体消瘦为特征,与糖尿病临床表现较相似,但绝不能将二者等同。其中,"渴而多饮为上消,消谷善饥为中消,口渴、小水如膏者为下消",故又称三消。

☞ **益气生津**:方以山药、黄芪补气,黄芪、葛根升阳,共助脾气上升,使水谷精微上归于肺;知母、天花粉清热润燥,益阴和肺,使肺宣发有力,津液四布。

(刘华东　南淑玲　朱益敏)

第十六章　祛湿剂

【定义】　多以祛湿药为主组成,具有化湿利水、通淋泄浊等作用,治疗水湿病证的方剂,称为祛湿剂。

【分类】　据湿邪性质,分为燥湿和胃(治湿浊中阻证)、清热祛湿(治湿从热化证)、利水渗湿(治水湿壅盛证)、温化水湿(治湿从寒化证)、祛风胜湿(治风湿外袭证)剂五类。

【配伍】　常配行气药,以及健脾、宣肺、解表、泻下、补虚、活血等药。

【使用注意】　① 注意调治肺、脾、肾三脏及三焦、膀胱二腑。② 适当配伍行气药。③ 注意水与湿的关系。④ 祛湿药多辛香温燥或甘淡渗利,对素体阴虚津亏、病后体虚及孕妇水肿者慎用。

超级链接

☞ **祛湿剂**:指治疗水湿病证的方剂,依"以苦燥之,以淡泄之"、"水郁折之"及"开鬼门,洁净府"等理论立法,体现八法中"消法"的运用。

☞ **湿邪**:有外感六淫的外湿与人体津液代谢失常而滋生的内湿(多责之于脾虚)之分,外湿与内湿常相兼为患。湿邪致病,病势缠绵,或反复发作。又湿为水之渐,水为湿之积,临床常水湿并称。而肾主水,脾制水,肺调水,故水湿病证与肾脾肺三脏关系密切。

☞ **配行气药**:湿为阴邪,重浊黏腻,易阻滞气机,气不行则湿不化,故祛湿剂中常配行气药(或配具理气作用的祛湿药,如厚朴),以期气行(化)则湿化,兼除气滞病证。如平胃散中用陈皮等。

第一节　燥湿和胃剂

平胃散　《简要济众方》卷5

方剂歌诀

新编:平胃苍朴陈皮草,食前温服加姜枣,燥湿行气消胀满,调胃诸方从此调。

前编:平胃散是苍术朴,陈皮甘草四般药,除湿散满驱岚瘴,调胃诸方从此扩。

君:炒苍术四两——燥湿运脾

臣:姜厚朴三两——行气化湿,消胀除满

佐:陈皮二两——助苍术燥湿,助厚朴行气

　　炙甘草一两、生姜二片、大枣二枚——调补脾胃,甘草兼调药(使)

} 燥湿运脾,行气和胃

➡ 湿滞脾胃证(湿滞脾胃,纳运失司,升降失常,气机壅滞)

➡ 脘腹胀满,不思饮食,肢体沉重,舌苔白腻而厚,脉缓。

超级链接

☞ **平胃**:即平胃土之不平之意。脾为湿土属阴,喜燥而恶湿,脾因湿困,健运失常,波及于胃,则胃气不平。今脾湿得制,则胃气和顺;脾胃和平,则升降有序,故云"调胃诸方从此扩"。

☞ **燥湿行气消胀满**:方中主苍术燥湿,配厚朴、陈皮行气,气行湿化,则胀满消。

☞ **类方**:①《医宗金鉴》卷67黄连平胃散:本方去姜、枣,加黄连,增清热燥湿之功,主治肠胃湿热积久者。②《疫疹一得》卷下香砂平胃散:本方去大枣,加木香、砂仁,行气和胃力增强。③《易简方》不换金散:本方去大枣,加藿香、半夏,化湿力加强而兼有解表之功。④《景岳全书》卷54柴平汤:本方合小柴胡汤,具和解少阳,祛湿和胃之功,主治湿疟。

藿香正气散 (《太平惠民和剂局方》卷2)

方剂歌诀

新编:藿香正气白芷苏,半夏术苓陈朴具,大腹桔草加姜枣,风寒暑湿岚瘴驱。

前编:藿香正气大腹苏,甘桔陈苓术朴俱,夏曲白芷加姜枣,感伤岚瘴并能驱。

方解与证治

君:藿香三两——辛散风寒,芳化湿浊,和胃止呕

臣:白芷一两、紫苏叶一两——助藿香散寒化湿

佐:半夏曲一两——助君、臣药祛湿、止呕,又健脾胃

　　白术一两、茯苓一两——健脾除湿止泻

　　陈皮一两、姜厚朴一两、大腹皮一两——行气化湿,畅中除满

　　桔梗一两——宣肺利膈

} 解表化湿,理气和中

佐使:炙甘草二两半、生姜三片、大枣二枚——调和脾胃,甘草兼调药

➡ 外感风寒,内伤湿滞证(风寒在表,表卫失和,湿浊内阻,脾胃失和,气机不畅,升降失常)

➡ 恶寒发热,脘腹疼痛,呕吐,泄泻,舌苔白腻。亦治寒湿霍乱。

☞ **岚瘴**：指山林中的雾气、瘴气，意即秽浊之气、不正之气。本方君药藿香芳香辟秽化浊，能正四时不正之气，故名"藿香正气散"，可驱散岚瘴。

☞ **寒湿霍乱**：也称寒霍乱，霍乱证型之一，以吐泻较缓，吐泻物不甚臭秽为特征。本方用于寒湿霍乱轻证。

☞ **表里双解**：本方主要组方特点。但方中解表之药又具芳香之性，可发越脾气而化湿，故本方也可但作治里之用。

☞ **半夏曲**：为半夏加面粉、姜汁等制成的曲剂。半夏制曲后，药性较缓，具生发之性，功兼消食健脾和胃。

☞ **桔梗功**：桔梗宣肺利膈复肺主宣降之职，肺卫相通可助解表，水道通调可助化湿。

第二节　清热祛湿剂

茵陈蒿汤　（《伤寒论》）

方剂歌诀

新编：茵陈蒿汤用栀黄，瘀热阳黄急煎尝，色黄如橘腹微满，清热利湿效力彰。

前编：茵陈蒿汤用疸黄，阴阳寒热细推详，阳黄大黄与栀子，阴黄附子与干姜。

方解与证治

　主：茵陈_{六两}——清利湿热而退黄

　次：栀子_{十四枚}——通利三焦，引湿热自小便而出　}清热，利湿，退黄

　　　大黄_{二两}——荡涤泻下，导湿热自大便而泄

➡ 湿热黄疸(湿邪与瘀热蕴结熏蒸于肝胆，胆液不循常道而外溢)

➡ 一身面目俱黄，黄色鲜明如橘皮色，腹微满，小便黄赤，舌苔黄腻，脉沉数。

☞ **瘀热**：《伤寒论》云："瘀热在里，身必发黄，茵陈蒿汤主之"。此处之瘀当通"郁"，指邪热郁滞不得外泄之义；或可作"瘀血"解，因方中大黄有祛瘀之功，若此则宜用抵当汤调治。

☞ **黄疸**:有阳黄、阴黄之分。阳黄,责之于湿热,热属阳而主明,故黄色明亮光泽;阴黄责之于寒湿,寒属阴而主暗,故黄色晦黯无华。

☞ **用法特点**:先煮茵陈:茵陈具轻扬芳香之性,善解肌表之湿热,先煮可使其专于苦降而直入里,利湿热使黄从小便而出。

☞ **类方**:《伤寒微旨论》卷下茵陈四逆汤:由茵陈、附子、干姜、甘草组成,功主温阳利湿退黄,主治阴黄。

八正散 (《太平惠民和剂局方》卷6)

方剂歌诀

新编:八正木通与车前,滑石扁蓄瞿麦研,栀子大黄兼甘草,煎加灯芯痛淋蠲。

前编:八正木通与车前,扁蓄大黄滑石研,草梢瞿麦兼栀子,煎加灯草痛淋蠲。

方解与证治

主:木通一斤、车前子一斤、滑石一斤
扁蓄一斤、瞿麦一斤 ┤──清热利水通淋

次:栀子一斤、大黄一斤──泻热降火利湿,从二便分消 ┤清热泻火,利水通淋
炙甘草一斤──缓急止痛,调和诸药
灯心草──助主药利水通淋

➡ 湿热淋证(湿热下注,蕴结膀胱,气化不利。或耗损津液,或伤及膀胱络脉,血溢脉外)

➡ 尿频、尿急、尿痛,小便浑赤,或血尿,甚或癃闭不通,口燥咽干,舌苔黄腻,脉滑数。亦治心经邪热,一切蕴毒。

────────── 超级链接 ──────────

☞ **癃闭**:以排尿困难或尿闭,下腹胀满为主症的疾病。癃指小便不畅,点滴而出;闭指小便不能,点滴不出。

☞ **心经邪热,一切蕴毒**:原著载本方主治病证,主要表现为口渴引饮,烦躁不宁,目赤睛痛,唇红鼻衄,口舌生疮,咽喉肿痛。其意在利小便兼通大便,以通利小肠,使心经火热移于小肠而清解,故煎加灯芯以增清心利尿之效。

☞ **类方**:①《鸡峰本事方》卷18五淋散(原名山栀子汤):由当归、赤芍、茯苓、甘草、栀子组成,主治湿热血淋证。②《证治汇补》卷8石韦散:由石韦、冬葵子、瞿麦、滑石、车前子组成,主治湿热石淋证。③《兰室秘藏》卷下滋肾丸:由黄柏、知母、肉桂组成,主治热在下焦之癃闭。

三仁汤 （《温病条辨》卷1）

方剂歌诀

新编: 三仁杏蔻薏苡仁,夏朴通草滑竹存,宣畅气机劳水煮,湿温初起在气分。

前编: 三仁杏蔻薏苡仁,夏朴通草竹叶存,加入滑石渗湿热,身重胸痞属湿温。

方解与证治

主:杏仁五钱——宣利肺气

白豆蔻仁二钱——芳香化湿,行气宽中 ⎤

生薏苡仁二钱——渗利湿热,又可健脾 ⎬ 宣畅气机,清利湿热

次:半夏五钱、厚朴二钱——助白蔻仁畅中和胃 ⎥

通草二钱、滑石六钱、竹叶二钱——助薏苡仁清利下焦 ⎦

➡湿温初起及暑温夹湿证(外感时令湿热,或内有停湿,复感外邪,卫阳郁遏;湿重于热,阻滞中焦,脾胃失和,气机不畅)

➡头痛微恶寒,身重疼痛,午后身热,舌白不渴。

········· 超级链接 ·········

☞ **湿重于热:** 本方证病机特点。指湿温初起或暑温夹湿,邪留气分,热势尚浅。初起因卫阳为湿邪阻遏而见微恶寒之候,但此症不显,且很快消失。

☞ **用法特点:** 甘澜水煮:甘澜水又称劳水,即把水放入盆中,用瓢舀水后扬起来,再倒下去,如此反复,待水面上有无数水珠滚来滚去即成。其意在减水寒之性,增其流动温性,以助祛湿。

☞ **宣畅气机:** 本方集芳香化湿、苦温燥湿、利水渗湿于一方,宣上、畅中、渗下,可调整全身气机,使气化则湿化,涤除三焦湿邪。

☞ **湿温初起"三戒":** 即禁汗、禁下、禁润。《温病条辨》云:"汗之则神昏耳聋,甚则目瞑不欲言;下之则洞泄;润之则病深不解。"

甘露消毒丹 （《医效秘传》卷1）

方剂歌诀

新编: 甘露消毒滑茵芩,木通菖蔻藿香匀,翘贝射干薄荷入,湿温时疫服安宁。

前编: 甘露消毒蔻藿香,茵通滑石木通菖,芩翘贝母射干薄,湿温时疫是主方。

君：滑石十五两、茵陈十一两、黄芩十两——清利湿热,滑石兼解暑,
茵陈兼退黄,黄芩兼解毒

臣：木通五两——助君药清热利湿

石菖蒲六两、白豆蔻仁四两、藿香四两——芳化湿浊,悦脾和中

佐：连翘四两、川贝母五两、射干四两、薄荷四两——解毒利咽,散结消肿

〕利湿化浊,
清热解毒

➡湿温时疫(湿温时疫,邪留气分,湿热并重,阻滞气机,熏蒸肝胆,中阻下注;又疫毒上壅,犯及口咽)

➡身热困倦,肢酸,口渴尿赤,身目发黄,咽痛,舌苔厚腻或干黄。

---------- 超 级 链 接 ----------

☞ **甘露消毒丹**：本方主以苦寒之品清热泻火以解毒、消毒,火热清而阴液存,犹如天降之甘甜露水,挽人以危亡。以丹命名,乃取其精制效果显著之义。

☞ **湿温时疫是主方**：指本方是治疗夏令暑湿季节之瘟疫(湿热并重)的常用方剂。

☞ **解毒利咽**："温邪上受,首先犯肺",疫毒易蕴结于咽喉而出现咽痛等症,故方配黄芩、连翘、射干、薄荷解毒利咽。

连朴饮 (《霍乱论》卷 4)

方剂歌诀

新编:连朴饮中半夏菖,栀豉芦根合成方,胸脘痞闷兼吐泻,湿热霍乱冷服良。
前编:连朴饮内用豆豉,菖蒲半夏芦根栀,胸脘痞闷兼吐泻,湿热为病皆可医。

方解与证治

君：姜黄连一钱——清热燥湿
制厚朴二钱——理气化湿

臣：制半夏一钱——降逆止呕而和胃
石菖蒲一钱——芳香化湿而悦脾

佐：炒栀子三钱、炒淡豆豉三钱——清宣胸脘郁热
芦根二两——清热和胃,除烦止呕

〕清热化湿,理气和中

➡湿热霍乱(湿热蕴伏,脾胃失和,升降失司,浊气不降,清气不升,气机不畅)

➡卒然上吐下泻,胸脘痞闷,身热,烦渴,小溲短赤,舌苔黄腻,脉濡数。

☞ **饮**：饮之义在于汤剂需要冷服。本方乃湿热为患，冷服有遏止之效，可助止呕、止泻之力。

☞ **湿热霍乱**：也称热霍乱，霍乱证型之一，以吐泻较急，吐泻物臭秽为特征。

☞ **用量特点**：方中芦根用量独重（多指鲜品），因其甘寒质轻，有清降肺胃，消荡郁热，生津止渴，除烦止呕之功。

当归拈痛汤　（《医学启源》卷下）

方剂歌诀

新编：当归拈痛茵陈羌，猪泽苦参芩升防，葛根二术参知草，热痹疮疡可复康。

前编：当归拈痛羌防升，猪泽茵陈芩葛朋，二术苦参知母草，疮疡湿热服皆应。

方解与证治

君：酒茵陈五钱——利湿清热，通利关节

羌活半两——疏风胜湿止痛

臣：猪苓三钱、泽泻三钱、酒苦参半两、炒黄芩一钱——助茵陈祛湿清热

佐：升麻一钱、防风三钱、葛根二钱——助羌活散风除湿，又升举清阳

白术一钱、苍术三钱——健脾燥湿，白术又益气补中

人参二钱、当归三钱——益气养血，当归又活血止痛

酒知母三钱——助君、臣药清热，滋阴润燥

佐使：甘草五钱——益气健脾，调和诸药

利湿清热，疏风止痛

➡ 风湿热痹证［风湿化热或湿热内蕴，复感风邪，风湿热邪（湿邪偏盛）留滞肢节、肌肉、经脉，气血运行不畅。或湿热流注于下］

➡ 肢节烦痛，肩背沉重，或脚膝生疮，或脚气肿痛，伴体倦乏力，舌苔白腻微黄，脉弦数或濡数。

☞ **当归拈痛**：意指当归和血行气，使气血各有所归，经络流通则痛止，犹如手拈去疼痛，止痛效果较好。

☞ **表里同治**：羌活、防风、升麻、葛根疏风除湿以散表，黄芩、苦参、茵陈、泽泻、猪苓清热祛湿以治里，二者合则表里同治。

☞ **健脾升阳**:白术、苍术健脾与升麻、葛根升阳同施,使脾旺而清升浊降,水湿得运,热不得伏。

☞ **益气养血滋阴**:风湿热邪合而为患,以及所用疏散、渗利、苦燥之药均易损伤气血阴津,故配人参、当归、知母等以纠其偏。

二妙散 （《丹溪心法》卷4）

方剂歌诀

新编:二妙散中苍柏兼,若云三妙牛膝添,再加苡仁名四妙,湿热下注痿痹蠲。
前编:二妙散中苍柏兼,若云三妙牛膝添,痿痹足疾堪多服,湿热得消病自蠲。

方解与证治

君:黄柏——善清下焦湿热 ⎫清热 ➡ 湿热下注证(湿热下注,流于下部,痹阻经脉、关
臣:苍术——燥湿健脾 ⎭燥湿 节,或浸淫肌肉,或损及任脉)

➡筋骨疼痛,或两足痿软无力,或足膝红肿热痛,或带下黄稠,或下部湿疮湿疹,伴小便短赤,舌苔黄腻。

┄┄┄┄┄┄┄┄ 超 级 链 接 ┄┄┄┄┄┄┄┄

☞ **痿痹**:痿为肢体痿弱,无力动作或丧失感觉;痹为肢体麻痹或疼痛,或四肢挛急的疾患。本方证主治痿痹湿热不攘,盛于下焦,蕴留经络之证。

☞ **用法特点:姜汁调服**:意取辛温发散以通络止痛,并祛湿和胃,兼制黄柏苦寒之偏。

☞ **苦寒配苦温**:热为阳邪,宜寒清解,黄柏苦寒清热燥湿,但清热有寒凝助湿之弊;湿为阴邪,非温不化,苍术苦温燥湿,但有性温助热之弊。二者配伍,清热而不助湿,燥湿而不助热,但临证时需据湿与热的轻重,调整苦寒药与苦温药的配比。

☞ **类方**:①《医学正传》卷5三妙丸:本方加川牛膝,功兼补肝肾,强筋骨。②《成方便读》卷3四妙丸:本方加牛膝、薏苡仁,祛湿舒筋力强,且兼补益肝肾。

第三节 利水渗湿剂

五苓散 （《伤寒论》）

方剂歌诀

新编:五苓泽泻猪茯苓,术桂合治水饮停,白饮和服饮暖水,小便通利烦渴宁。
前编:五苓散治太阳腑,白术泽泻猪茯苓,桂枝化气兼解表,小便通利水饮除。

君:泽泻—两六铢——利水渗湿

臣:猪苓十八铢、茯苓十八铢——助泽泻渗利水湿

佐:白术十八铢——健脾燥湿 } 利水渗湿,温阳化气

桂枝半两——温通阳气,助膀胱气化,又解散表邪

➡伤寒太阳蓄水证(太阳表邪未尽,循经入里,传膀胱腑,膀胱气化失司,水湿内蓄,郁遏阳气,气不化津,津液不布)

➡头痛发热,烦渴欲饮,或水入即吐,小便不利,舌苔白,脉浮。亦治水湿内停,痰饮。

超级链接

☞ **蓄水证**:为伤寒太阳表邪入里,侵及膀胱,属气分病变,不同于属血分病变之蓄血证(桃核承气汤证),二者鉴别在于小便自利抑或小便不利。

☞ **水湿内停**:因本方桂枝既可解表,又可助阳化水,故亦用治水湿内停而无表证者,以水肿,泄泻,小便不利,以及霍乱吐泻为主要表现。

☞ **痰饮**:水湿停聚而成痰饮,故本方亦治痰饮病,以脐下动悸,吐涎沫而头眩,或短气而咳为主要表现。

☞ **用法特点**:① 白饮和服:白饮即白米汤(米汤),意在和胃健脾以助运。② 多饮暖水:多饮之以取汗,使表邪尽快从汗而解。

☞ **用量特点**:重用泽泻为君,可直达肾与膀胱,其利水作用强于猪苓、茯苓。

☞ **类方**:①《丹溪心法》卷2四苓散:本方去桂枝,功专渗利水湿。②《证治要诀类方》卷1春泽汤:本方加人参,功兼益气,主治伤暑气虚者。③《金匮要略》茵陈五苓散:本方加茵陈蒿,功兼退黄,主治湿热黄疸(湿重于热)。④《世医得效方》卷5胃苓汤:本方合平胃散,功兼燥湿和胃,主治夏秋之间,脾胃伤冷,水谷不分,泄泻不止者。

猪苓汤 (《伤寒论》)

方剂歌诀

新编:猪苓汤中有茯苓,泽泻滑石阿胶并,小便不利兼烦渴,利水滋阴症自平。

前编:猪苓汤内有茯苓,泽泻阿胶滑石并,小便不利兼烦渴,滋阴利水症自平。

君:猪苓一两——利水渗湿清热
臣:茯苓一两、泽泻一两——助猪苓利水渗湿
佐:滑石一两——助君、臣药利水渗湿清热 } 利水渗湿,养阴清热
　　阿胶一两——养阴

➡水热互结证(伤寒太阳之邪内传入里,化热传腑及脏,膀胱气化不利,水湿内停。水热互结,热灼阴伤,津不上承;又阴虚内热,扰乱心神)

➡小便不利,发热,口渴,心烦不得眠,舌红,脉细数。

超级链接

☞ **阿胶功**:甘平,养阴,一以润燥助通利水道;二以滋肾上承于心助交通心肾;三以防渗利之品伤阴。又具止血之功,故本方也可用治兼见小便出血者。

☞ **口渴**:本方与五苓散均可治"渴",但本方所治口渴为水热互结,邪热伤阴而致;五苓散所治口渴为气化不利,津不上承所致。

五皮散 （《华氏中藏经》）

方剂歌诀

新编:五皮散用五皮奇,苓陈大腹姜桑皮,一身悉肿不恶风,脾虚皮水此方司。
前编:五皮散用五般皮,陈茯姜桑大腹奇,或加五味易桑白,脾虚肤胀此方司。

方解与证治

君:茯苓皮等分——行皮肤水湿,又可健脾
臣:陈皮等分——理气健脾,气行则水湿行
　　大腹皮等分——助茯苓皮利水消肿,又理气除胀 } 利水消肿,理气健脾
佐:生姜皮等分——助茯苓皮散肌腠间水湿
　　桑白皮等分——清降肺气,使水湿下输膀胱而利水消肿

➡皮水(脾虚湿盛,水湿停留肌肤、四肢;水湿内停,阻滞气机,犯及于肺,肺气上逆)

➡一身悉肿,按之凹陷,心腹胀满,上气喘急,小便不利,或妊娠水肿,不恶风,不渴,苔白腻,脉沉缓。

超级链接

☞ **皮水**:水肿病之一种,发病缓慢,不兼表证,"其脉亦浮,外证胕肿,按之没指,不恶风,其腹如鼓,不渴"。水溢皮肤,故本方药皆用皮,以皮行皮也。

☞ **消水肿之通剂**：因本方药性平和，畅利三焦，标本兼顾，故可作为消水肿通用之剂。

☞ **类方**：①《麻科活人全书》卷1五皮饮：本方去桑白皮，加五加皮，功兼通络祛风。②《全生指迷方》卷4白术散：本方去桑白皮，加白术，功兼健脾安胎，主治妊娠水肿。

防己黄芪汤 （《金匮要略》）

方剂歌诀

前编：防己黄芪金匮汤，白术甘草枣生姜，汗出恶风兼身肿，表虚湿盛服之康。

方解与证治

君：防己—两———祛风利水除湿

　　黄芪—两一分———益气固表，行水消肿

臣：白术七钱半———助防己祛湿，助黄芪益气固表实卫　益气祛风，健脾利水

佐使：炒甘草半两———助黄芪、白术益气健脾，兼调药

　　大枣—枚、生姜四片———和脾胃，调营卫

➡风水或风湿证（肺虚卫外不固，风邪外袭，肺气失宣；脾虚水湿内停，泛溢肌肤。风湿郁于肌腠、经脉，经气不利）

➡汗出恶风，或头面部水肿，身重，小便不利，舌淡苔白，脉浮。

超 级 链 接

☞ **风水**：水肿病之一种，发病急骤，兼有表证，"其脉自浮，外证骨节疼痛，恶风"。

☞ **用法特点**：① 药后当如虫行皮中：此为水湿欲从表解之象。② 从腰以下如冰，后坐被中，又以一被绕腰下，温令微汗：取助其卫阳促微汗，使水湿从表而解。

第四节　温化水湿剂

真武汤 （《伤寒论》）

方剂歌诀

新编：真武汤壮肾中阳，附子苓术芍生姜，少阴腹痛有水气，悸眩瞤惕保安康。

前编：真武汤壮肾中阳，茯苓术芍附生姜，少阴腹痛有水气，悸眩瞤惕保安康。

君:炮附子一枚——温肾助阳,化气行水,散寒止痛

臣:茯苓三两、白术二两——健脾除湿,白术又补气助阳

佐:(白)芍药三两——助茯苓利水湿,又缓急止痛,

　　　　　　　可养阴舒筋,并防附子辛热伤阴

　　生姜三两——助附子温阳散寒,助白术、茯苓宣散水湿

温阳利水

➡阳虚水泛证[(脾)肾阳虚,温化无力,水湿内停,泛溢肌肤,流走肠间,郁遏清阳,上凌于心;又阴随阳伤,筋脉失养]

➡小便不利,肢体沉重,浮肿,心下悸,头眩,筋惕肉瞤,振振欲擗地,腹痛下利,苔白不渴,脉沉。

超级链接

☞ **真武**:即玄武,意指本方具温阳行水之功,犹如北方司水之玄武神,能降龙镇水。

☞ **筋惕肉瞤,振振欲擗地**:指筋肉跳动,身体站立不稳,震颤欲仆倒在地,本方证为阴随阳伤所致。

☞ **生、熟(干)**:附子熟可温阳去饮,生可温经散寒,回阳救逆;姜生能行散水饮,干能温阳而无行散之力。

☞ **类方**:《伤寒论》附子汤:本方去生姜,加人参,功专温阳补虚以祛寒湿。

实脾散 (《严氏济生方》)

方剂歌诀

新编:实脾散内炮附姜,苓术木瓜槟木香,草果朴草兼姜枣,脾实气行阴水亡。

前编:实脾苓术与木瓜,甘草木香大腹加,草果附姜兼厚朴,虚寒阴水效堪夸。

方解与证治

君:炮附子一两、炮干姜一两——温肾暖脾,扶阳散寒

臣:茯苓一两、白术一两——健脾除湿,白术又补气助阳

佐:木瓜一两——醒脾化湿助茯苓、白术

　　槟榔一两、木香一两、草果一两、厚朴一两——行气导滞,化湿利水,消胀除满

佐使:炙甘草半两、生姜五片、大枣一枚——益脾和中,甘草兼调药

温阳健脾,行气利水

➡阴水[脾(肾)阳虚,温煦不力,水湿不化,内停下聚,气机受阻]

➡身半以下肿甚,胸腹胀满,不烦渴,大便溏,小便少,不赤涩,舌苔白腻,脉沉迟。

☞ **脾实气行**：脾虚失运，水湿内停，方配附子、干姜、茯苓、白术等助脾实，脾健运则水饮得制；水阻气机，气滞水停，方配厚朴、木香、大腹子、草果除滞气，并使气行而水化。

☞ **阴水**："因肺脾肾虚致水溢者，为阴水"，属里、虚、寒证，主要表现为"遍身肿，不烦渴，大便溏，小便不涩赤"。

☞ **木瓜功**：土虚则木乘，木瓜（为蔷薇科植物皱皮木瓜的果实）酸温，入肝，能于土中泻木，使木不克土而脾和。

☞ **类方**：《济生方》卷5疏凿饮子：由泽泻、赤小豆、商陆、羌活、大腹皮、椒目、木通、秦艽、槟榔、茯苓皮组成，治阳水。

萆薢分清饮（原名萆薢分清散） （《杨氏家藏方》卷9）

方剂歌诀

新编：萆薢分清益智具，再合乌药石菖蒲，或加苓草盐煎服，膏淋白浊皆可除。

前编：萆薢分清石菖蒲，草梢乌药益智俱，或益茯苓盐煎服，通心固肾浊精驱。

方解与证治

君：萆薢_{等分}——利湿化浊

臣：益智仁_{等分}——温暖下元，缩尿止频

佐：乌药_{等分}——助益智仁温肾祛寒，又行气止痛 ┐

　　　石菖蒲_{等分}——助萆薢化湿浊 ├ 温暖下元，利湿化浊

使：盐_{一捻}——味咸入肾，引诸药直达病所 ┘

➡下焦虚寒之白浊、膏淋[下焦肾阳虚弱，虚寒内生，气化不利，水湿内停，(寒)湿浊下注；又肾失封藏，膀胱失约]

➡小便色白混浊如米泔水，凝如膏糊，小便频数，或伴尿时涩痛。

☞ **萆薢分清**：意指萆薢苦平，长于利湿化浊，能去浊而分清。

☞ **白浊**：又称尿浊，以小便混浊如米泔，不伴或伴轻微小便涩痛为特征。

☞ **膏淋**：为淋证之一，以小便频数短涩，滴沥刺痛，尿出如脂膏，小腹拘急引痛为特征。

☞ **通心固肾**：方配石菖蒲开通心窍，益智仁温固肾元（草薢利湿、乌药行气而固下焦）。二者配伍，使心肾相交，神定精藏。

☞ **类方**：①《仁斋直指方》卷10分清饮：本方加茯苓、甘草，功兼健脾祛湿。

②《医学心悟》卷4草薢分清饮：由草薢、黄柏、石菖蒲、茯苓、白术、莲子心、丹参、车前子组成，主治湿热下注之膏淋、白浊。

鸡鸣散 （《类编朱氏集验医方》卷1）

方剂歌诀

新编：鸡鸣散中有槟榔，吴萸木瓜带皮姜，陈皮苏桔晨冷服，寒湿脚气效非常。

前编：鸡鸣散是准绳方，苏叶吴萸桔梗姜，瓜橘槟榔晨冷服，脚气浮肿效非常。

方解与证治

君：槟榔七枚——行气化湿降浊

臣：吴茱萸二钱——温阳降浊，散寒止痛，又可止呕

　　木瓜一两——助槟榔去湿浊，又舒筋活络

佐：生姜和皮半两——生姜助吴茱萸散寒降逆，

　　　　　　　　　　姜皮助槟榔、木瓜散湿消肿

　　陈皮一两、紫苏茎叶三钱——助槟榔行气化湿，苏叶兼散寒

　　桔梗半两——宣肺助君、臣药化湿

} 行气降浊，宣化寒湿

➡ 寒湿脚气（寒湿风毒从下而受，留着经络，气血不得宣畅，壅滞肌腠，浊气上冲）

➡ 足胫肿重无力，麻木冷痛，恶寒发热，或挛急上冲，甚至胸闷泛恶。

······· 超级链接 ·······

☞ **鸡鸣**：五更鸡鸣时，阴气始尽，阳气将升，服药可借助阳气升发以散除寒湿之气。另五更时人已空腹，服药更容易吸收，药力尤著。

☞ **脚气**：又称缓风、脚弱、壅疾、软脚病等，多因湿邪壅滞而生，有湿脚气、干脚气之分。湿脚气症见胫足肿大重着，软弱麻木；干脚气症见胫足枯瘦，不肿，麻木酸痛。

☞ **用法特点**：① 冷服：热药冷服以顺其病性，为反佐之法。另还可避免方中吴茱萸因热服而引起头昏之弊。② 为粗末，分作八服；每服水煎两次，取药汁两碗半，分二、三服：据此，本方用量甚小，相对于下而远的湿脚气病证，有药不及病之虞。考《证治准绳》同名方"只作一遍煎"，取药汁两碗半，分三、五服，则较为合理。

第五节　祛风胜湿剂

独活寄生汤 　（《备急千金要方》卷8）

方剂歌诀

新编：独活寄生艽防辛，桂杜牛膝芎芍均，归地茯苓人参草，冷风顽痹屈能伸。

前编：独活寄生艽防辛，芎归地芍桂苓均，杜仲牛膝人参草，冷风顽痹屈能伸。

方解与证治

君：独活三两——性善下行，祛风散寒，除湿止痛

臣：秦艽二两、防风二两——助独活祛风湿 ┐

　　细辛二两、桂心(肉桂)二两——助独活散寒湿，止痹痛 │ 祛风湿，

佐：桑寄生二两、杜仲二两、牛膝二两——补肝肾，强筋骨，祛风湿 │ 止痹痛，

　　川芎二两、(白)芍药二两、当归二两、生地黄二两——补血活血 │ 益肝肾，

　　茯苓二两、人参二两、甘草二两——益气健脾，甘草兼调药(使) ┘ 补气血

➡痹证日久，肝肾两虚，气血不足证(风寒湿邪侵袭，痹阻经脉，关节，留而不去，气血运行不畅；日久累及肝肾，耗伤气血，肝肾、气血不足，筋骨、心脉失养)

➡腰背疼痛，下肢痿软，关节屈伸不利，或麻木不仁，畏寒喜温，心悸气短，舌淡苔白，脉细弱。

·

⸺⸺⸺⸺⸺⸺超级链接⸺⸺⸺⸺⸺⸺

☞ **桂心**：即去肉桂外粗皮的里层，留近木之味，味甘辛热，专温营分，祛寒止痛，通九窍，利关节，益精明目，暖腰膝。现统用肉桂，不再分桂心。

☞ **顽痹**：因风寒湿邪久羁，或劳损、正虚，肌肉筋骨失却精血充养，经气阻痹所致，以固定部位反复疼痛、麻木，活动受限，遇风寒阴天加重为特征。

☞ **类方**：《校注妇人良方》卷3三痹汤：本方去桑寄生，加黄芪、续断、生姜，补气宣痹之功著，主治手足拘挛，麻木疼痛。

羌活胜湿汤 　（《内外伤辨惑论》卷中）

方剂歌诀

新编：羌活胜湿汤独防，蔓荆藁本芎草攘，湿邪在表头腰痛，微微发汗皆无恙。

前编：羌活胜湿草独芎，蔓荆藁本加防风，湿邪在表头腰痛，发汗升阳经络通。

君:羌活一钱、独活一钱——祛风胜湿,通痹止痛
臣:防风五分——助君药散风除湿
佐:蔓荆子三分、藁本五分、川芎二分——止头痛,助君、臣药祛 ⎫ 祛风胜湿止痛
　　　　　　　　　　　　　　　　　　风散邪,川芎又活血行气 ⎭
佐使:炙甘草五分——缓急止痛,调和诸药

➡外感风湿表证(汗出当风或久居湿地,风湿之邪郁于肌表,客于太阳经脉,经气运行不畅)
➡头痛身重,肩背痛不可回顾,或腰脊痛,难以转侧,舌苔白,脉浮。

☞ **微微发汗**:"治风湿者,发其汗,但微微似欲汗出者,风湿俱去也",故方中诸药轻用,意取轻扬,使微微发汗。

☞ **类方**:①《杨氏家藏方》卷4蠲痹汤:由当归、羌活、姜黄、黄芪、白芍、防风、甘草(生姜、大枣)组成,较本方祛风胜湿止痛力减,而兼益气和营之功。②《金匮要略》桂枝芍药知母汤:由桂枝、芍药、知母、甘草、麻黄、生姜、白术、防风、炮附子组成,主治肢节疼痛,脚肿如脱之历节。

(刘华东　张卫华　陈巨鹏)

第十七章 祛痰剂

【定义】 多以祛痰药为主组成,具有祛除痰饮等作用,治疗各种痰病的方剂,称为祛痰剂。

【分类】 据痰饮性质,分为燥湿化痰(治湿痰证)、清热化痰(治热痰证)、润燥化痰(治燥痰证)、温化寒痰(治寒痰证)、治风化痰(治风痰证)、化痰散结(治痰块证)剂六类。

【配伍】 常配行气、健脾药,以及宣降肺气、止咳平喘、消食化积等药。

【使用注意】 ① 辨清痰病的性质。② 重视治生痰之源。③ 配伍理气药。④ 遣方用药因人制宜。⑤ 不宜久服,以免伤正(伤脾)。

超级链接

☞ **祛痰剂**:为治疗痰病的方剂,主要体现八法中"消法"的运用。"后世详于痰而略于饮",本章的痰病,也包括饮病。

☞ **痰饮水湿**:为外感之邪或体内津液的病理状态,水、饮均有流动性,而水又具泛滥性,饮又具蓄积性;痰、湿均有黏滞性,而痰又具走窜性,湿又具趋下性。痰饮由水湿停聚而成,阳盛阴虚则凝,"稠浊者为痰";阴盛阳虚则溢,"清稀者为饮"。痰为饮之积,饮为痰之渐,故痰与饮常相兼为患。

☞ **病痰饮者,当以温药和之**:"古方详于饮而略于痰",此处的痰饮为淡(澹)饮,以饮邪为主。饮为阴邪,得寒则聚,得温则行,当治以温药扶助阳气,使气化饮散;而温药有碍邪、伤正之偏,又须配利水逐饮之品以和之。

☞ **痰与脾肺肾**:脾主运化,肺主通调水道,肾主水,故有"脾为生痰之源","肺为贮痰之器","肾为生痰之本"之说。

☞ **痰为百病之母**:又称"百病多因痰作祟"。因"人之血气流行,无一息之间断,才有壅滞,津液凝积,郁而成热,痰遂生焉",而"痰之为物,随气升降,无处不到",故任何疾病都可能由痰邪引发。

☞ **配理气药**:痰随气机升降(痰不自动,因气而动),痰阻气滞,气滞痰聚,故祛痰剂中常配理气药,以期气顺则津液顺而痰消,兼除气滞病证。如二陈汤中用陈皮等。

☞ **配健脾药**:湿聚成痰,痰由湿生,湿主要源于脾虚不运,故祛痰剂中常配健脾药,以期脾健则湿去而痰消,兼调脾虚病证。如二陈汤中用茯苓、炙甘草等。

第一节 燥湿化痰剂

二陈汤 （《太平惠民和剂局方》卷4）

方剂歌诀

新编： 二陈半夏陈皮良，茯苓甘草乌梅姜，利气调中兼祛湿，一切痰病是主方。

前编： 二陈汤用半夏陈，苓草梅姜一并存，利气祛痰兼燥湿，湿痰为患此方珍。

方解与证治

君：半夏_{五两}——燥湿化痰，降逆和胃

臣：橘红（陈皮）_{五两}——理气燥湿

　　茯苓_{三两}——渗湿健脾

佐：炙甘草_{一两半}——和中润肺，兼调药（使）

　　乌梅_{一个}——敛肺生津，合半夏散中寓收，祛痰而正不伤

　　生姜_{七片}——助半夏化痰降逆，并解半夏之毒

　　　　　　　　　　　　　　　　　　　　　　燥湿化痰，理气和中

➡ 湿痰咳嗽（脾失健运，胃气失和，水湿运化不及，聚而成痰，阻滞气机，湿痰贮肺，肺失宣降）

➡ 咳嗽，痰多色白易咯，恶心呕吐，胸膈痞闷，肢体困重，舌苔白腻而润，脉滑。

超级链接

☞ **二陈：** 指方中半夏、橘红（橘皮）二药贵贮藏陈久后使用，以减其燥散之性。两者配伍是燥湿化痰的基本组合。

☞ **利气调中兼祛湿：** 方配陈皮利气，甘草调中，茯苓、半夏除湿，气顺湿除，痰饮自散。

☞ **一切痰病是主方：** 痰之因，缘于湿；痰之本，不离脾；痰之去，行其气。本方集燥湿、健脾、行气而祛痰于一方，且配伍严谨，妥善加减可广泛应用于各种痰病，故有"治痰通用二陈"之说。

☞ **陈皮功：** 痰不自动，因气而动，气上则痰上，气下则痰下，气行则痰行，气滞则痰滞，故方配陈皮调畅所滞气机，并使气顺则痰消。

☞ **茯苓功：** "脾为生痰之源"，故方配茯苓渗湿健脾，使脾运则水湿去而痰无由生。

☞ **类方：** ①《传信适用方》卷1导痰汤：本方去乌梅，加姜天南星、枳实，化痰行气力强。②《奇效良方》卷1涤痰汤：本方去乌梅，加姜天南星、炒枳实、石菖蒲、竹

茹、人参,化痰行气力更强,且兼开窍扶正之功。③《明医杂著》卷6理中化痰丸:本方去陈皮、生姜、乌梅,合理中丸,主治脾胃虚寒,痰涎内停证。④《景岳全书》卷51金水六君煎:本方去乌梅,加熟地黄、当归,功专益阴化痰,主治肺肾不足,水泛为痰证。⑤《张氏医通》卷16二术二陈汤:本方加姜白术、炒苍术,治脾虚痰盛不运。⑥《伤寒全生集》卷3茯苓半夏汤:本方去炙甘草、乌梅,加厚朴,治心下有水,呕吐哕者。

茯苓丸(原名治痰茯苓丸) (《全生指迷方》,录自《是斋百一选方》卷5)

新编:治痰茯苓丸半夏,风硝枳壳姜汤下,中脘停痰流经络,肩背痛麻效堪佳。
前编:指迷茯苓丸半夏,风硝枳壳姜汤下,中脘停痰肩背痛,气行痰消诸症罢。

方解与证治

君:半夏二两——燥湿化痰
臣:茯苓一两——渗湿健脾,杜生痰之源
佐:炒枳壳半两——理气宽中,使气顺痰消 ⎫
　　风化朴硝一分——软坚润卜 ⎬ 燥湿行气,软坚消痰
　　生姜——化痰和胃,兼解半夏之毒 ⎭

➡痰停中脘,流注经络证[痰停中脘,脾滞而气不行,流注于四肢(四肢禀气于脾)经络,上行攻臂]

➡两臂疼痛或麻木,或四肢浮肿,舌苔白腻,脉弦滑。

超 级 链 接

☞ **风化朴硝**:将朴硝打碎,用布或纸包严,悬挂于阴凉通风处,使之自然风化,即风化朴硝。风化朴硝泻下力虽较缓,但本方证为中脘停痰,故用量宜小。

☞ **半夏配风化朴硝**:半夏辛燥,降逆,善祛脾胃湿痰;风化朴硝咸润,轻浮,善软坚润下。二者配伍,既解中脘之伏痰,又消肢臂之流痰,尤善化顽痰。

温胆汤 (《三因极一病证方论》卷9)

方剂歌诀

新编:温胆汤中夏竹茹,枳陈苓草姜枣俱,虚烦不寐证多端,胆郁痰扰服之愈。
前编:温胆汤中苓半草,枳竹陈皮加姜枣,虚烦不眠证多端,此系胆虚痰上扰。

君:半夏二两——燥湿化痰,降逆和胃

臣:竹茹二两——清胆除烦,又助半夏化痰止呕

佐:炒枳实二两、陈皮三两——理气化痰

　　茯苓一两半——渗湿健脾 ⎫ 理气化痰,清胆和胃

佐使:炙甘草一两、生姜五片、大枣一枚
　　——调和脾胃,生姜兼解半夏毒,甘草兼调药

➡胆郁痰扰证(素体胆气不足,复因情志不遂,胆失疏泄,气郁生热,犯及胃土,聚湿生痰,胃失和降;痰热上蒙清窍,扰乱神明)

➡虚烦失眠,心悸,或呕逆眩晕,舌苔白腻微黄,脉弦滑或略数。

超级链接

☞ **温胆汤**:本方虽名温胆,实具清胆之效。胆为清净之腑,喜宁谧,治胆之方多以"温和"为要,故名温胆汤。

☞ **组成特点**:本方可看作由二陈汤去乌梅,加枳实、竹茹、大枣而成。

☞ **类方**:①《集验方》(录自《外台秘要》卷17)温胆汤:由生姜四两、半夏二两、陈皮三两、竹茹二两、枳实二枚(二两)、炙甘草一两组成,主治因胆寒而虚烦不寐者。②《六因条辨》卷上黄连温胆汤:本方加黄连,清热燥湿之力更强。③《世医得效方》卷8十味温胆汤:本方去竹茹,加人参、熟地黄、炒酸枣仁、五味子、远志,功兼补养心神。

第二节　清热化痰剂

小陷胸汤　（《伤寒论》）

方剂歌诀

新编:小陷胸治小结胸,瓜蒌黄连半夏同,膈上热痰痞满痛,宽胸开结涤痰功。

前编:小陷胸汤连半蒌,宽胸开结涤痰优,膈上热痰痞满痛,舌苔黄腻脉滑浮。

方解与证治

君:全瓜蒌大者一枚——清热化痰,宽胸散结 ⎫

臣:黄连一两——助瓜蒌实清热降火 ⎬ 清热化痰,宽胸散结

佐:半夏半升——助瓜蒌实化痰降逆 ⎭

➡痰热互结证(伤寒太阳表证,误用攻下,邪热内陷,灼津成痰,痰阻气滞,痰热结于胸脘)

➡胸脘痞满,按之则痛,或咳痰黄稠,舌苔黄腻,脉浮滑而数。

☞ **小结胸病**:"小结胸病,正在心下,按之则痛,脉浮滑",为痰热互结于心下所致。

☞ **苦降辛开,润燥相得**:方中黄连之苦与半夏之辛相伍,苦降辛开,除心下痰热之结;全瓜蒌之润与半夏之燥相伍,润燥相得,增祛痰之力。

☞ **类方**:《重订通俗伤寒论》卷2柴胡陷胸汤:本方易瓜蒌实为瓜蒌仁,合小柴胡汤去人参、甘草、大枣,加桔梗、枳实,增理气宽胸之力,兼和解少阳之功。

清气化痰丸　（《医方考》卷2）

方剂歌诀

新编:清气化痰胆星蒌,芩枳陈杏苓夏投,姜汁糊丸温水下,专治肺热咳痰稠。

前编:清气化痰杏瓜蒌,茯苓枳芩胆星投,陈夏姜汁糊丸服,专治肺热咳痰稠。

方解与证治

君:胆南星—两半——清热化痰

臣:瓜蒌仁—两半、酒黄芩—两半——助胆南星清肺热,瓜蒌仁又助化痰

佐:炒枳实—两半、陈皮—两半　—理气消痰

　　杏仁—两半——宣利肺气,以洁痰器

　　茯苓—两半——渗湿健脾,以绝痰源

　　制半夏—两半、生姜汁——化痰降逆,姜汁兼解半夏之毒

　　} 清热化痰,理气止咳

➡ **热痰咳嗽**(痰热壅肺、犯胃,肺失宣降,胃气失和)

➡ 咳嗽,痰黄黏稠难咯,胸膈痞闷,甚则呕恶,舌红苔黄腻,脉滑数。

☞ **清气**:意指方配"陈、杏降逆气,枳实破滞气,芩、瓜平热气,星、夏燥湿气,茯苓行水气","不治痰而治气","水湿火热"之气清而痰自化。

☞ **气顺火降痰化**:气有余则为火,液有余则为痰,故"治痰者必降其火,治火者必顺其气"。方配胆南星、黄芩、瓜蒌仁降火,枳实、陈皮顺气,气顺、火降则(热)痰化。

☞ **组成特点**:本方可看作由二陈汤去甘草、乌梅,加枳实、杏仁、黄芩、瓜蒌仁、胆南星而成。

☞ **类方**:《古今医鉴》卷4清金降火汤:本方去胆南星,易枳实为枳壳,加桔梗、前胡、贝母、石膏、炙甘草,清热化痰止咳力更强。

滚痰丸（又名礞石滚痰丸）　《泰定养生主论》,录自《玉机微义》卷4）

方剂歌诀

新编:滚痰礞石硝煅良,大黄黄芩与沉香,百病多因痰作祟,顽痰怪证力能匡。
前编:滚痰丸用青礞石,大黄黄芩沉水香,百病多因痰作祟,顽痰怪证力能匡。

方解与证治

君:硝煅青礞石一两——逐痰下气　　　　　　　　　　　⎫
臣:酒大黄八两——泻下通腑,开痰火下行之路　　　　　⎬ 泻火逐痰
佐:酒黄芩八两——助大黄清热降火　　　　　　　　　　⎭
　　沉香半两——助青礞石下气降逆,又调中悦脾,兼制青礞石重坠碍胃之弊

➡实热老痰证(实热老痰,积久不去,蒙蔽清窍,扰乱心神;又痰热壅肺,腑气不通)
➡癫狂惊悸,咳痰黏稠,胶固难咯,大便秘结,舌苔黄厚腻或燥,脉滑数有力。

---------- 超级链接 ----------

☞ **滚痰**:意指本方有"迅扫直攻老痰巢穴,浊腻之垢而不少留"之效。

☞ **顽痰怪证**:顽痰,又称老痰、结痰,为痰邪久留不去,积滞而成,坚结胶固,吐咯难出者。顽痰为病,可变生千般怪证,积久难治。

☞ **药物炮制**:① 硝煅:青礞石经焰硝煅后石色如金,既可去其生石之性,又可增其攻逐陈积伏匿之痰下行之力。② 酒制:大黄、黄芩苦寒主降,酒制后也可上行,借此清降上焦痰热。

☞ **用法特点**:临卧食后服:使药力借饮食消化吸收缓缓而发,为峻药缓用,防下多伤正之义。

☞ **类方**:《医学纲目》卷26礞石丸:由煅礞石、半夏、南星、茯苓、风化硝组成,泻火力减,逐痰力增,主治痰证。

第三节　润燥化痰剂

贝母瓜蒌散　《医学心悟》卷3)

方剂歌诀

新编:贝母瓜蒌天花粉,茯苓陈皮与桔梗,干咳少痰咽燥痛,润燥化痰此方珍。
前编:贝母瓜蒌花粉研,茯苓陈皮桔梗添,呛咳咽干痰难咯,清肺润燥化痰涎。

主:(川)贝母—钱五分、(全)瓜蒌—钱——清热润肺,化痰止咳

次:天花粉八分——助主药清肺热,又可生阴津

　　茯苓八分——渗湿健脾

　　陈皮八分、桔梗八分——理气化痰,桔梗兼载药上行 } 润肺清热,理气化痰

➡燥痰咳嗽(素体阴虚,虚火上炎,或外邪化热,侵犯肺金,津液不布,灼津成痰,气阻不行;燥痰在肺,肺失清肃)

➡干咳少痰,略痰不爽,咽喉干燥或痛,舌红少苔。

超级链接

☞ 贝母:有川、浙之分。川贝母味甘苦性微寒,长于润肺化痰;浙贝母味苦性寒,长于清热化痰。本方证宜用川贝母。

☞ 润燥化痰:治燥宜滋润,治痰宜温燥。但滋润则有碍祛痰,温燥则易伤阴津。故治燥痰,宜润、燥相合。本方中(川)贝母、瓜蒌均具润、燥之性,为治燥痰之首选药物。

第四节　温化寒痰剂

苓甘五味姜辛汤　(《金匮要略》)

方剂歌诀

新编:苓甘五味姜辛汤,寒饮咳嗽胸满方,服后复渴气冲呕,更添半夏降逆良。

前编:苓甘五味姜辛汤,痰饮咳嗽常用方,气降仍咳胸犹满,速化寒饮保安康。

方解与证治

君:干姜三两——温肺化饮,温脾祛湿

臣:细辛三两——助干姜温肺化饮

　　茯苓四两——合干姜促脾运以杜生痰之源 } 温肺化饮

佐:五味子半升——敛肺止咳

佐使:炙甘草三两——补中润肺,调和诸药

➡寒饮咳嗽(脾阳不足,水湿失运而内停,聚而成饮,寒饮伏肺,肺失宣肃,气机不畅,胸阳不伸)

➡咳嗽,痰多清稀色白,胸膈不舒,舌苔白滑,脉弦滑。

☞ **组成特点**：本方可看作由小青龙汤去麻黄、桂枝、芍药、半夏，加茯苓而成。

☞ **类方**：《金匮要略》桂苓五味甘草汤：由桂枝、茯苓、五味子、炙甘草组成，主治服小青龙汤后见气从少腹上冲胸咽，小便难者。

茯苓桂枝白术甘草汤 （《伤寒论》）

方剂歌诀

前编：苓桂术甘化饮剂，健脾又温膀胱气，饮邪上逆气冲胸，水饮下行无眩悸。

方解与证治

君：茯苓四两——健脾渗湿，利水化饮

臣：桂枝三两——温阳化气，平冲降逆

佐：白术三两——助茯苓健脾祛湿，杜生痰之源

佐使：炙甘草二两——合桂枝辛甘化阳，合白术益气健脾，兼调药

}温化痰饮，健脾利湿

➡痰饮中阳不足证（中焦阳气不足，运化无力，水湿停聚而成痰饮，痰饮上犯，凌心射肺，停于胸胁）

➡胸胁支满，目眩心悸，或短气而咳，舌苔白滑，脉弦滑。

☞ **标本兼顾**：指方中茯苓渗湿化饮以治标，桂枝温阳化气助膀胱气化，白术、甘草益气助脾运化以治本。

☞ **类方**：①《伤寒论》茯苓桂枝甘草大枣汤：茯苓半斤，桂枝四两，炙甘草二两，大枣十五枚。主治心阳不振，痰饮内停之奔豚。②《金匮要略》甘草干姜茯苓白术汤（又名肾着汤）：甘草二两，干姜四两，茯苓四两，白术二两。主治寒湿下侵之肾着病，见腰以下冷痛，小便自利，饮食如故。

三子养亲汤 （《韩氏医通》卷下）

方剂歌诀

新编：三子养亲痰食方，芥子苏子莱菔子汤，大便素实加熟蜜，若遇冬寒添生姜。

前编：三子养亲祛痰方，芥苏莱菔共煎汤，大便实硬加熟蜜，冬寒更可加生姜。

君:白芥子——温肺化痰,利气快膈 ⎱温肺化痰,
臣:苏子、莱菔子——降气化痰,苏子又平喘止咳,莱菔子又消食助运 ⎰降气消食

➡寒痰食滞证(年老中虚,脾运不健,停食生湿,聚湿成痰,痰壅气滞,肺失肃降)

➡咳喘,痰多色白,胸满闷,食少难消,舌苔白腻,脉滑。

超级链接

☞ **三子养亲**:意指服用"性度和平芬畅"的白芥子、苏子、莱菔子三子,"善佐饮食奉养",使父母(或年老之人)"有勿药之喜,是以仁者取焉"。

☞ **用法特点**:煮作汤饮,随甘草代茶水啜用:稍煮作茶饮,使药力缓行,加甘草兼调味(便实加蜜润肠,天寒加姜散寒),尤宜年老中虚之人停食生痰之用。

第五节　治风化痰剂

止嗽散 (《医学心悟》卷3)

方剂歌诀

新编:止嗽紫菀百部研,白前桔陈荆草添,化痰止咳兼疏风,新久咳嗽皆可痊。
前编:止嗽散桔草白前,紫菀荆陈百部研,镇咳化痰兼解表,姜汤调服不必煎。

方解与证治

君:紫菀二斤、百部二斤——化痰止咳
臣:白前二斤、炒桔梗二斤——宣降肺气,助君药化痰止咳 ⎫
佐:陈皮一斤——理气化痰 ⎬ 化痰止咳,疏风宣肺
　　荆芥二斤——疏风散邪 ⎭
佐使:炒甘草十二两——调和诸药,合桔梗利咽止咳

➡风痰咳嗽[外感风邪,解表(宣肺)不彻而邪未尽除;肺气郁闭,津不敷布,凝聚成痰;风痰犯肺,肺气失宣]

➡咳嗽不止,咽痒,咯痰不爽,或微有恶风,舌苔薄白。

超级链接

☞ **新久咳嗽皆可痊**:本方用药温而不燥,润而不腻,散寒不助热,解表不伤正,具温润平和,不寒不热之功,实为治嗽之通剂,故咳嗽无论新久皆宜。

☞ **姜汤调服不必煎**:姜汤调服,指初感风寒,加用生姜以增本方解表散寒之力;不必煎,指本方为直接服用的散剂,非煮散。

半夏白术天麻汤 《医学心悟》卷4）

方剂歌诀

新编:半夏白术天麻汤,苓陈甘草枣生姜,眩晕呕恶风痰盛,痰化风熄复如常。

前编:半夏白术天麻汤,苓草橘红枣生姜,眩晕头痛风痰盛,痰化风熄复正常。

方解与证治

君:半夏——钱五分——燥湿化痰止呕

　　天麻——钱——平肝熄风止眩

臣:白术——三钱——健脾燥湿

佐:茯苓——钱——助白术健脾祛湿 ｝燥湿化痰,平肝熄风

　　陈皮——钱——理气化痰

　　甘草——五分、大枣——两枚、生姜——一片

　　——调和脾胃,甘草兼调药(使)｝

➡ 风痰上扰证(脾虚失运,胃气失和,水湿内停,聚而成痰,痰阻气滞;土虚木乘,引动肝风,挟痰上扰,蒙蔽清阳)

➡ 眩晕头痛,胸闷呕恶,舌苔白腻,脉弦滑。

超级链接

☞ **标本兼顾**:方以半夏、天麻化痰熄风治标为主,白术、茯苓等健脾祛湿治本为辅,标本同治,止眩之力强。

☞ **组成特点**:本方可看作由二陈汤去乌梅,加天麻、白术、大枣而成。

☞ **类方**:①《医学心悟》卷3半夏白术天麻汤:本方减白术量,加蔓荆子,主治痰厥头痛。②《古今医鉴》卷7半夏白术天麻汤:由半夏、白术、天麻组成,较本方化痰和中力减。③《脾胃论》卷下半夏白术天麻汤:由酒黄柏、干姜、天麻、苍术、茯苓、黄芪、泽泻、人参、白术、炒神曲、半夏、麦芽、陈皮组成,主治痰厥头痛。④《医学心悟》卷4定痫丸:本方去白术、大枣,加川贝母、胆南星、竹沥、全蝎、僵蚕、琥珀、茯神、远志、石菖蒲、丹参、麦冬、朱砂,化痰熄风力强,兼安神利窍,主治痰热上扰之痫证及癫狂。

第六节　化痰散结剂

海藻玉壶汤　（《外科正宗》卷2）

方剂歌诀

新编：海藻玉壶汤昆布，海带连翘夏贝母，青陈芎归独活草，消瘿散结效可睹。

前编：海藻玉壶带昆布，青陈二皮翘贝母，独活甘草夏归芎，消瘿散结效可睹。

方解与证治

主：海藻一钱、昆布一钱、海带五分——化痰软坚，散结消瘿

次：连翘一钱——散结消肿，兼清郁热

　　半夏一钱、贝母一钱——化痰散结

　　青皮一钱、陈皮一钱——行气解郁 ⎫化痰软坚，消散瘿瘤

　　川芎一钱、当归一钱——活血通经

　　独活一钱——祛风胜湿通络

　　甘草一钱——调和诸药

➡ 瘿瘤初起（肝失条达，气滞痰凝，血脉瘀阻）

➡ 瘿瘤初起，或肿或硬，或赤或不赤，但未破者。

☞ **瘿瘤**：瘿与瘤的合称，或单指瘿。瘿是指颈前生长的肿物，色红而高突，皮宽不急，或蒂小而下垂，形如璎珞，俗称"大脖子病"；瘤是指生于病人体表，界限分明，或痛或不痛的赘生物。

☞ **海藻反甘草**：中药"十八反"明言"藻戟芫遂俱战草"，但本方却将海藻与甘草同用。本方用之，可能取其相反相激之理，以增软坚散结之功。大量临床资料表明，服用本方后并未发生不良反应，且疗效均较满意。当然，对于中药"相反"者，临证理当慎用。

消瘰丸　（《医学心悟》卷4）

方剂歌诀

新编：医学心悟消瘰丸，醋煅牡蛎贝母玄，化痰软坚降郁火，瘰疬痰核病自蠲。

君:醋煅牡蛎四两——化痰软坚,育阴潜阳
臣:贝母四两——清热化痰,消瘰散结 } 化痰软坚,滋阴降火
　玄参四两——滋阴降火,软坚消瘰

➡瘰疬,痰核(肝肾阴亏,水不涵木,肝火郁结,灼津为痰,痰火凝聚)

➡瘰疬,痰核,咽干,舌红,脉弦滑略数。

超级链接

☞ **瘰疬**:主要指颈部的淋巴结结核,小者为"瘰",大者为"疬",多发于颈项和耳的前后,病变可限于一侧,也可两侧同时发生。

☞ **痰核**:指皮下肿起如核的结块,多由湿痰流聚而成,生于身体上部的多兼风热,生于身体下部的多兼湿热。结块多少不一,不红不肿,不硬不痛,用手触摸,如同果核状滑而能移动,一般不会化脓溃破。

☞ **牡蛎**:原方中牡蛎煅用,因煅后易被粉碎,便于制丸。但临证时,如作汤剂,宜改用生牡蛎,以增强软坚散结之效。

☞ **调摄**:原著告诫,除服药外,病人"更宜戒恼怒,断煎炒及发气、闭气诸物",以"免致脓水淋漓,渐成虚损"。

☞ **类方**:《医学衷中参西录》消瘰丸:本方加生黄芪、三棱、莪术、血竭、生乳香、生没药、龙胆草,增通气活血、健脾开胃之功。

(刘华东　朱益敏　张卫华　韩娟)

第十八章　消食剂

【定义】　多以消食药为主组成,具有消食导滞、健脾和胃等作用,治疗各种食积证的方剂,称为消食剂。

【分类】　据脾胃功能强弱,分为消食导滞(治食积内停证)和消补兼施(治脾虚食积证)剂两类。

【配伍】　常配理气药,以及泻下、化湿、祛痰、活血、清热、温里散寒、补气健脾等药。

【使用注意】　① 病势急重者,可适当调配泻下药。② 宜配伍理气药。③ 脾胃虚弱者,应消补兼施。④ 剂型宜作丸剂。⑤ 不宜长期或过量服用,以免伤正。

超级链接

☞ **消食剂**:指消导食积的方剂,依"结者散之"等理论立法,主要体现八法中"消法"(或称狭义消法)的运用。若食积有上逆之势,当用或配用吐法;若食积较重或停滞肠腑,当用或配用下法。

☞ **消食剂与泻下剂**:均能消除有形积滞,治疗积证,但泻下剂为攻逐之剂,以泻下药为主组成,功主急下攻逐,适用于发病急骤,病势较急,形质壮实的里实积滞重证;消食剂属缓散之剂,以消食药为主组成,功主渐消缓散,适用于病程较长,病势较缓,或形质羸弱的食积证。消食剂常与泻下剂配伍应用,以增强消除食积的疗效。

☞ **配理气药**:食积阻滞气机运行,气滞又加重食积,故消食剂中常配理气药,以期气顺积消,兼治气滞病证。如保和丸中用陈皮等。

第一节　消食导滞剂

保和丸　(《丹溪心法》卷3)

方剂歌诀

新编:保和楂曲菔子夏,陈皮茯苓连翘加,消食化滞和胃气,煎服亦可加麦芽。

前编:保和神曲与山楂,陈翘莱菔苓半夏,消食化滞和胃气,煎服亦可加麦芽。

君:山楂六两——消食化积,长于消肉食油腻之积

臣:神曲二两——消食健胃,长于化酒食陈腐之积

莱菔子一两——下气消食除胀,长于消谷面之积

消食和胃

佐:半夏一两、陈皮一两——理气化湿,和胃止呕

茯苓三两——渗湿健脾,和中止泻

连翘一两——清热散结

➡ 食积证(饮食不节,或暴饮暴食,肠胃受损,脾运不及,饮食停滞;食停中脘,气机受阻,生湿化热,胃失和降)

➡ 脘腹痞满胀痛,嗳腐吞酸,恶食呕逆,或大便泄泻,舌苔厚腻,脉滑。

超级链接

☞ **保和**:本方药味平良,乃平和之剂,功主消食和胃,能使胃气、身心保持和顺、安适,故名之。

☞ **用法特点**:炊饼为丸,食远:炊饼即蒸饼;食远即离正常进食较远时,相当于空腹。

☞ **山楂功**:山楂味酸甘微温,消食力强,可消一切饮食积滞,故本方重用之。"若胃中无食积,脾虚不能运化,不思食者,多服之,反克伐脾胃生发之气也",须慎用之。

☞ **连翘功**:食积易生湿化热,故方配连翘清解食积所化生之热,又散结以助消食。

☞ **类方**:《丹溪心法》卷5大安丸:本方加白术,兼补气健脾之功。

枳实导滞丸 (《内外伤辨惑论》卷下)

方剂歌诀

新编:枳实导滞黄枳芩,连术神曲泽茯苓,蒸饼为丸温水下,湿热食积此方寻。

前编:枳实导滞曲连芩,大黄术泽与茯苓,食湿两滞生郁热,胸痞便秘此方寻。

方解与证治

君:大黄一两——攻积泻热

臣:炒枳实五钱——行气消积

佐:黄芩三钱、黄连三钱——清热燥湿

白术五钱——健脾燥湿

炒神曲五钱——消食化滞

泽泻二钱、茯苓三钱——利水渗湿

消导化积,清热利湿

➡ 湿热食积证(饮食积滞内停,气机壅滞,生湿化热,湿热食积,滞阻肠道,肠腑传化失常)

➡ 脘腹胀痛,下痢泄泻,或大便秘结,小便短赤,舌苔黄腻,脉沉滑有力。

☞ **大黄功**:食积较重证,仅以消食药消导显然力所不及,故本方重用苦寒之大黄为君,荡涤肠腑,泻下胶固之食积湿热。若用治下痢泄泻者,则体现"通因通用"治法。

☞ **类方**:《医学正传》卷2木香导滞丸:本方加木香、槟榔,行气导滞力增。

木香槟榔丸 （《儒门事亲》卷12）

方剂歌诀

新编:木香槟榔丸大黄,牵牛青陈枳壳香,莪术黄连黄柏共,热滞泻痢可复康。

前编:木香槟榔青陈皮,枳柏黄连莪术齐,大黄牵牛加香附,热滞泻痢皆相宜。

方解与证治

君:木香一两、槟榔一两——行气化滞

臣:大黄三两、牵牛子四两——攻积导滞,泄热通便

佐:青皮一两、陈皮一两、枳壳一两、炒香附四两、烧莪术一两 } 行气导滞,攻积泄热

　　——助木香、槟榔行气化积

　　炒黄连一两、黄柏三两——清热燥湿

➡湿热积滞证(饮食积滞内停,气机壅滞,日久生湿蕴热,湿热壅滞肠腑,腑气不通,或伤及肠道气血)

➡脘腹胀痛,大便秘结,或下痢赤白,里急后重,舌苔黄腻,脉沉实有力。

☞ **行气**:本方集大量行气药于一方,包括木香、槟榔、青皮、陈皮、枳壳、莪术、香附,意在说明本方重在行气导滞,同时也反映方证当以脘腹胀痛为主症。

☞ **类方**:《医方集解》木香槟榔丸:本方加当归、三棱、芒硝,攻积导滞力更强,且兼行血之功。

第二节 消补兼施剂

枳术丸 （张洁古方,录自《内外伤辨惑论》卷下）

方剂歌诀

新编:枳术丸是补消方,倍用白术补力强,烧饭为丸荷叶裹,缓消食积胃气强。

前编:枳术丸是消补方,荷叶烧饭作丸尝,若加麦芽与神曲,消食化滞力更强。

君:白术_{二两}——甘温益气,健脾燥湿

臣:炒枳实_{一两}——下气化滞,消痞除满

佐:荷叶——性善升清,合枳实使清升浊降,脾胃调和

　　烧饭——助白术益脾胃

　　　　　　　　　　　　　　　　　　　　　　健脾消痞

➡脾虚气滞食积轻证(脾胃虚弱,脾虚不运,胃纳无力,食积内停,气机阻滞)

➡胸脘痞满,不思饮食,食而不化,或泄泻,舌淡苔白,脉弱。

───────────── 超 级 链 接 ─────────────

☞ **倍用白术**:指方中白术的用量是枳实的2倍(白术:枳实＝2:1),提示本方虽消补兼施,但以补为主,意在缓消食积。

☞ **用法特点**:荷叶裹烧饭为丸:荷叶,苦平,芳香醒脾,升发脾气,顺脾主升清之性;烧饭,指焚烧祭祀用的酒食,为谷类,补益脾胃。二者均助白术补中之力,而荷叶与枳实合又可调理脾胃气机升降。

☞ **类方**:《金匮要略》枳术汤:枳实七枚,白术二两,功主行气消痞。

健脾丸 (《证治准绳·类方》卷5)

方剂歌诀

新编:健脾丸中术苓参,山药楂曲麦芽陈,香砂肉蔻黄连草,消补兼施不伤正。

前编:健脾参术苓草陈,肉蔻香连合砂仁,楂肉山药曲麦炒,消补兼施不伤正。

方解与证治

君:炒白术_{二两半}、茯苓_{二两}——健脾祛湿止泻

臣:人参_{一两五钱}、山药_{一两}——助白术补脾益气,山药又止泻

　　山楂_{一两}、炒神曲_{一两}、炒麦芽_{一两}——消食和胃

佐:陈皮_{一两}、木香_{七钱半}、砂仁_{一两}——理气和胃,醒脾化湿

　　煨肉豆蔻_{一两}——助白术、茯苓、山药止泻

　　酒黄连_{七钱半}——清热燥湿

佐使:甘草_{七钱半}——和中调药

　　　　　　　　　　　　　　　　　　　　　　健脾和胃,消食止泻

➡脾虚食积重证(脾胃虚弱,纳运失司,清浊不分,湿浊下趋肠道;又食积内停,气机阻滞,蕴湿生热)

➡食少难消,脘腹痞闷,大便溏泻,倦怠乏力,舌苔腻微黄,脉虚弱。

☞ **用量特点**:方中白术、茯苓、人参用量偏重,意在加强益气健脾之功,使脾运复健,泻止食消。

☞ **焦三仙**:指焦山楂、焦神曲、焦麦芽,合则消食化滞力强。炒焦则功兼止泻,而焦香气味又可助脾运化。

☞ **组成特点**:本方可看作由香砂六君子汤去半夏、生姜,加山楂、神曲、麦芽、山药、肉豆蔻、黄连而成。

枳实消痞丸(原名失笑丸) (《兰室秘藏》卷上)

方剂歌诀

新编:枳实消痞厚朴连,姜夏麦芽四君先,汤浸蒸饼揉为丸,痞消脾健乐天年。

前编:枳实消痞四君先,麦芽夏曲朴姜连,脾虚痞满结心下,痞消脾健乐天年。

方解与证治

主:枳实_{五钱}、炙厚朴_{四钱}——行气消痞除满

黄连_{五钱}——清热燥湿

次:干姜_{二钱}——温中祛寒

半夏曲_{三钱}——散结和胃

麦芽曲_{二钱}——消食和胃

人参_{三钱}、茯苓_{二钱}

白术_{二钱}、炙甘草_{二钱} }(四君子汤)——益气健脾祛湿

消痞除满,健脾和胃

➡ 脾虚气滞,寒热互结证(素体脾胃虚弱,寒热互结,气机升降失常,气壅湿聚,食积内停)

➡ 心下痞满,不欲饮食,倦怠乏力,大便不调。

☞ **用法特点**:汤浸蒸饼揉为丸:以水浸和药末后,揉成丸,放在蒸笼上蒸成熟丸(半夏、麦芽作曲以助发酵)。意在调和脾胃,促进消食化积。

☞ **塞因塞用**:本方证之痞满因脾胃虚弱所致,故方用人参、白术、甘草益气健脾,可使脾运、胃纳复常,升降有司,则痞消满散,却不会因补气而壅滞增痞助满,体现"塞因塞用"治法。但本方终以气滞食积为主,故补气药总用量不宜过大。

☞ **用量特点**:方中枳实、厚朴与黄连用量独重,故本方证虽虚实相兼,但以邪实为多,即实多虚少;寒热互结,但以邪热为重,即热重寒轻。

☞ **组成特点**:本方可看作由半夏泻心汤、枳术汤、四君子汤合方去黄芩、大枣,加麦芽而成。

葛花解醒汤 （《内外伤辨惑论》卷下）

方剂歌诀

新编:葛花解醒猪茯苓,泽泻蔻砂曲姜匀,参术木香青陈并,分消酒湿效特灵。

前编:葛花解醒香砂仁,二苓参术蔻青陈,神曲干姜兼泽泻,温中利湿酒伤珍。

方解与证治

君:葛花五钱——解酒醒脾

臣:猪苓一钱五分、茯苓一钱五分、泽泻二钱——渗湿止泻,引酒湿从小便而去

白豆蔻仁五钱、砂仁五钱——理气开胃醒脾　　　　　　　　　分消酒湿,

炒神曲二钱——消食和胃,尤善消酒食陈腐之积

佐:干姜二钱——温运化湿

人参一钱五分、白术二钱——补中健脾　　　　　　　　　　理气健脾

木香五分、青皮三分、陈皮一钱五分——理气疏滞

➡酒积伤脾证(恣饮无度,酒毒熏蒸,脾胃受伤,升降失常;脾虚生湿,湿阻气机)

➡眩晕呕吐,胸膈痞闷,食少体倦,小便不利,大便泄泻,舌苔腻,脉滑。

超级链接

☞ **葛花解醒**:醒,意指喝醉了神志不清;葛花甘寒芳香,具解醒醒脾之功,故名之。

☞ **解酒**:"夫酒者,大热有毒,气味俱阳,乃无形之物也。若伤之,只当发散,汗出则愈矣,此最妙法也;其次莫如利小便。二者乃上下分消其湿,何酒病之有。"

☞ **不宜久服、多服**:本方方后注云:"此盖不得已而用之,岂可恃赖日日饮酒?此药气味辛辣,偶因酒病服之,则不损元气,何者?敌酒病故也。若频服之,损人天年。"

（刘华东　韩娟）

第十九章 驱虫剂

【定义】 多以驱虫药为主组成,具有杀虫、驱虫作用,治疗虫病的方剂,称为驱虫剂。

【配伍】 常配理气药,以及消食导滞、清热燥湿、温中散寒、补气健脾等药。

【使用注意】 ① 宜空腹服药,忌食油腻之品。② 注意有毒药物用量,不宜连续服用。③ 年老体弱及孕妇慎用或忌用。④ 驱虫后宜调补脾胃。⑤ 结合现代粪便检查,确诊后方可服药。

超级链接

☞ **虫病:**由蛔虫、绦虫(寸白虫)、钩虫、蛲虫等肠道寄生虫引起的病证。不同寄生虫,致病表现又各有特点,蛔虫病常伴见耳鼻发痒,面上白斑,唇红内有白点;绦虫病常伴见大便出现白色虫体节片;钩虫病常伴见嗜食异物,面黄浮肿;蛲虫病常伴见肛门作痒等。

☞ **配理气药:**虫积易壅滞气机,气滞则加重虫积,故驱虫剂常配理气药(或配兼有理气化积作用的驱虫药,如槟榔),以期气行则积化虫下,兼除气滞病证。如化虫丸中用槟榔、苦楝根皮等。

化虫丸 (《医方集解》)

方剂歌诀

新编:化虫鹤虱使君子,苦楝根皮槟芜荑,白矾铅粉糊丸服,肠胃诸虫皆可灭。

前编:化虫使君与鹤虱,楝槟芜荑一并列,白矾铅粉和丸服,肠中诸虫皆可灭。

方解与证治

主:鹤虱一两、使君子五钱——驱杀肠道诸虫

次:苦楝根皮一两、槟榔一两、芜荑五钱
　　　——驱虫杀虫,槟榔又行气止痛,消积导滞

白矾二钱五分、炒铅粉一两——解毒诸虫

➡发作时腹中窜痛,疼痛剧烈,呕吐清水,或吐蛔虫。

驱杀诸虫 ➡ 肠中虫积证(肠中诸虫攻窜扰动,犯及胃腑,胃气上逆)

超级链接

☞ **治虫专方:**方中各药均有较强的杀虫作用,相辅相成,力专效宏,能驱杀蛔虫、蛲虫、绦虫等肠道诸虫。

☞ **毒药**:方中铅粉、苦楝根皮、鹤虱均有毒,故应注意其用量及服用时间,中病即止,药后还需调补脾胃。

☞ **类方**:①《太平惠民和剂局方》卷10化虫丸:本方少使君子、芜荑,驱虫力减弱。②《小儿卫生总微论方》卷12肥儿丸:由黄连、神曲、使君子、肉豆蔻、麦芽、木香、槟榔组成,兼消食健脾清热,主治虫疳食积。

乌梅丸 （《伤寒论》）

方剂歌诀

新编:乌梅丸用椒姜桂,辛附连柏与参归,温脏泻热蛔厥退,久泻久痢亦可为。

前编:乌梅丸用细辛桂,黄连黄柏及当归,人参椒姜加附子,温脏泻热又安蛔。

方解与证治

君:醋乌梅三百枚——安蛔止痛,和胃止呕
臣:炒花椒四两——驱蛔杀虫,温中止痛
佐:干姜十两、桂枝六两、细辛六两、炮附子六两——助花椒温脏驱寒,
　　　　　　　　　　　　　　　　　　　　　桂枝又通行血脉
　　黄连十六两、黄柏六两——苦以降泄助君、臣药下蛔,寒以清热
　　人参六两、当归四两——补养气血

⟩温脏安蛔

➡ **蛔厥证**(蛔虫寄生肠内日久,伤阳生寒,动扰不宁;犯胃而胃失和降;痛甚而气机逆乱,四末失温;气逆而化热,上扰心神)

➡ 腹痛时作,心烦呕吐,常自吐蛔,手足厥冷。亦治久泻久痢。

·········· 超 级 链 接 ··········

☞ **蛔厥**:蛔喜温而畏寒怕热,性好动而喜钻窜,损阳生寒、扰动不宁则痛生,痛甚易致气机逆乱,阴阳气不相顺接,遂四肢厥冷。

☞ **久泻久痢**:方中乌梅可涩肠止泻,花椒、细辛、干姜、桂枝、附子可祛寒止痛,黄连、黄柏可清热燥湿,人参、当归可补虚扶正,故本方亦治因寒热错杂,正气虚弱所致之久泻久痢。

☞ **酸苦辛并进**:指蛔得醋渍乌梅之酸则静,得花椒之辛则伏,得黄连、黄柏之苦则下。

☞ **用法特点**:蒸之五斗米下,饭熟;炼蜜为丸:蛔喜甘甜与食之气味,故以蜜和米饭,投蛔所好,及虫得之,遂引入酸辛苦味以杀之。另用米饭、蜜为丸,且服药量小而渐加,意在缓驱蛔虫。

（刘华东　管华全　谭峰）

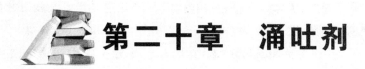

第二十章 涌吐剂

【定义】 多以涌吐药为主组成,具有开关催吐、导邪外出、宣郁通闭等作用,治疗痰厥、食积、误食毒物等病证的方剂,称为涌吐剂。

【配伍】 常配轻清宣泄、豁痰开窍等药。

【使用注意】 ① 作用迅猛,易伤胃气,应中病即止。② 年老体弱、妇女胎前产后及幼儿,慎用;咯血、吐血者则禁用。③ 药后呕吐不止,可服姜汁、冷粥、冷开水等以止之,或视服药不同分别处理。④ 药后不吐者,可用翎毛或手指探喉、热饮助其呕吐。⑤ 吐后宜避风休息,调养脾胃,食以稀糜粥或面糊,切勿骤进油腻及不易消化食物。

超级链接

☞ **涌吐剂**:指予宣通食道以祛邪外出的方剂,依"其高者,因而越之"等理论立法,主要体现八法中"吐"法、十剂中"宣剂"的应用。吐法简便易行,对于病情急迫而急需吐出之证,较其他治法,其疗效优势更为明显。

☞ **极少使用**:现今临床极少使用涌吐剂或吐法,其因大体有三:一是使用了洗胃、吸痰等现代吐法;二是病人不愿意接受吐法;三是医生医技水平不足,无法驾驭涌吐剂。

瓜蒂散 (《伤寒论》)

方剂歌诀

新编:瓜蒂散用赤豆研,散和豉汁不需煎,顿服不吐少少加,宿食痰涎一并蠲。
前编:瓜蒂散用赤豆研,散和豉汁不需煎,逐邪催吐效更速,宿食痰涎一并蠲。

方解与证治

君:瓜蒂—分——涌吐痰涎宿食 ⎫
臣:赤小豆—分——祛湿除烦满 ⎬ 涌吐痰涎宿食
佐:淡豆豉—合——宣泄胸中邪气 ⎭

➡ 痰涎宿食,壅滞胸脘证(痰涎壅塞胸中,或宿食停滞上脘,气机郁遏不通)

➡ 胸中痞硬,懊侬不安,气上冲咽喉不得息,寸脉浮。

☞ **药物特点**:瓜蒂味苦,赤小豆味酸,合则酸苦涌泻,可增催吐之力;赤小豆、淡豆豉皆谷物,有安中护胃之效,可使吐不伤胃;瓜蒂有毒,且催吐力强,故用量不宜过大。

☞ **吐不止**:若服本方后呕吐不止,可用麝香0.01~0.015 g或丁香末0.3~0.6 g,开水冲服解之。

☞ **类方**:①《儒门事亲》卷12三圣散:由瓜蒂、防风、藜芦组成,涌吐力强,主治中风或癫痫痰涎壅盛证。②《金匮要略》盐汤探吐方:食盐一升,主治宿食停滞上腔,或干霍乱,或误食毒物者。

救急稀涎散 (孙尚药方,录自《经史证类备急本草》卷14)

方剂歌诀

新编:稀涎白矾与皂角,急救通关又开窍,中风昏迷属闭证,冷涎吐出随证调。

前编:稀涎皂角与白矾,急救可祛膈上痰,中风昏迷属闭证,功能开窍又通关。

方解与证治

君:白矾一两——稀化痰涎,开关涌吐 ⎫
臣:皂角四挺——化痰软坚,通窍开闭 ⎭ 开关涌吐

➡中风闭证(痰涎壅盛,气道不利,蒙闭心窍,阻于经络,筋脉失养)

➡痰涎壅盛,喉中痰声漉漉,呼吸不畅,心神督闷或不省人事,四肢不收,或口角歪斜,脉滑实有力。亦治喉痹。

☞ **救急稀涎**:本方有稀涎之功,冷涎微微从口中吐出,气道通畅,从而解救中风闭证及喉痹急症。

☞ **随证调**:意在本方吐出痰涎,使咽喉疏通,是作救急之需,但之后还应予以随证调治,方可保全。

☞ **中风闭证**:属中风中脏腑范畴,病情危重,因邪气内闭所致。闭证宜开,故可用本方急治。

☞ **喉痹**:也作喉闭,指表现有咽喉肿痛,吞咽阻塞不利病证之统称。

(刘华东 管华全 谭峰)

# 附 录

附一　方剂歌诀中药物名简、全称对照表

姜:生姜,干姜	桂:桂枝,肉桂	地:生地黄,熟地黄	枳:枳壳,枳实
扁:白扁豆、扁豆花	芍:白芍、赤芍	硝:芒硝、朴硝	苓:茯苓、赤茯苓
丹:丹皮、丹参	辛:细辛	芷:白芷	草:甘草
香:香附	苏:紫苏叶	麻:麻黄	夏:半夏
味:五味子	桑:桑叶	菊:菊花	薄:薄荷
桔:桔梗	杏:杏仁	翘:连翘	银:金银花
蒡:牛蒡子	竹:竹叶	荆:荆芥	豉:淡豆豉
柴:柴胡	葛:葛根	羌:羌活	芩:黄芩
膏:石膏	独:独活	芎:川芎	前:前胡
附:附子	参:人参	芪:黄芪	防:防风
朴:厚朴	黄:大黄	桃:桃仁	归:当归
膝:牛膝	戟:大戟	遂:甘遂	芫:芫花
泽:泽泻	通:木通	槟:槟榔	腹:大腹皮
艽:秦艽	麦:麦冬	蒿:青蒿	陈:陈皮
连:黄连	知:知母	犀:犀角	玄:玄参
柏:黄柏	栀:栀子	勃:马勃	乳:乳香
没:没药	贝:贝母	术:白术	斛:石斛
芥:白芥子	滑:滑石	莲:莲子	升:升麻
远:远志	砂:砂仁	杞:枸杞子	菖:石菖蒲
菟:菟丝子	胶:阿胶	龙:龙骨	龟:龟甲
茜:茜草	牡:牡蛎	沉:沉香	磁:磁石
冰:冰片	郁:郁金	羚:羚羊角	麝:麝香
雄:雄黄	檀:檀香	木:木香	丁:丁香
荜:荜茇	诃:诃子	曲:神曲	青:青皮
楝:川楝子	乌:乌药	杏:杏仁	红:红花
桃:桃仁	便:童便	棕:棕榈皮	黛:青黛
藕:藕节	赭:代赭石	杜:杜仲	杷:枇杷叶
蔻:白豆蔻仁	茵:茵陈蒿	泽:泽泻	蒌:瓜蒌仁
椒:花椒	柏枣仁:柏子仁、酸枣仁	金银箔:金箔、银箔	干生姜:干姜、生姜
二硝:硝石、芒硝	二蓟:大蓟、小蓟	二术:苍术、白术	二冬:麦冬、天冬
二地黄:生地黄、熟地黄	二乌:川乌、草乌	二乌苓:赤、白何首乌,赤、白茯苓	三参:人参、丹参、玄参
三甲:龟甲、鳖甲、牡蛎			

（刘华东　卢敏）

附二 药物在不同方剂中的主要配伍意义示例表

黄芪	再造散、黄芪桂枝五物汤——益气固表,扶正祛邪
	当归六黄汤、玉屏风散、牡蛎散——益气固表止汗
	防己黄芪汤——益气固表,行水消肿
	当归补血汤——补气生血,固表留阳
	补中益气汤——补气升阳固表
	泰山磐石散——补气升阳固胎
	玉液汤——补气升阳散精
	归脾汤、固冲汤——补气健脾统血
	补阳还五汤——补气行(活)血,防祛瘀伤正
麻黄	麻黄汤、小青龙汤、定喘汤——解表散寒,宣肺平喘
	麻黄杏仁甘草石膏汤——宣肺平喘,开腠散热
	石膏汤、防风通圣散——发汗解表,发越郁热
	五积散——解表散寒
	阳和汤——发越阳气,开腠散寒
桂枝	麻黄汤、小青龙汤、黄芪桂枝五物汤——解肌发表,温经止痛
	桂枝汤、再造散——解肌发表,扶助卫阳
	枳实薤白桂枝汤——通阳散寒,降逆平冲
	炙甘草汤——通阳复脉
	当归四逆汤、温经汤——温经散寒,通行血脉
	桃核承气汤——通行血脉,防硝、黄寒凉凝血
	桂枝茯苓丸——通行血脉,化气利水
	乌梅丸——温脏驱寒,通行血脉
	小建中汤——温阳散寒
	肾气丸——温补肾阳,化气利水
	茯苓桂枝白术甘草汤——温补中阳,化气利水,降逆平冲
	五苓散——化气利水,解肌发表
大黄	大承气汤、大陷胸汤、大柴胡汤、黄龙汤——通便泻热,攻下热结
	大黄附子汤、温脾汤、三物备急丸——泻下通便,合附子、干姜等攻下冷结
	麻子仁丸、增液承气汤——通便泻热,合麻子仁、玄参等泻下燥结
	舟车丸——泻下通便,合芫花等攻下水结
	芍药汤、枳实导滞丸、木香槟榔丸——清泻湿热,攻积导滞
	大黄牡丹汤——荡涤肠中湿热瘀结
	桃核承气汤、复元活血汤、大黄䗪虫丸——攻逐瘀热,导瘀下行
	凉膈散、防风通圣散——通便泄热,以泻代清
	十灰散——清热泻火,引火下行,使火降血止
	滚痰丸——泻下通腑,开痰火下行之路
	茵陈蒿汤、八正散——泻下通腑,导湿热(瘀热)从大便而泄

桔梗	桑菊饮、银翘散、柴葛解肌汤、加减葳蕤汤、普济消毒饮、清瘟败毒饮、防风通圣散、百合固金汤——宣肺利咽散热	
	败毒散、五积散、藿香正气散——宣肺利膈,助化湿解表	
	黄龙汤——开肺气,通肠腑	
	柴胡达原饮、鸡鸣散——宣肺化湿	
	参苓白术散——载药上行,助肺化湿布津	
	天王补心丹、血府逐瘀汤——载药上行,宣畅上焦	
	九仙散、杏苏散、瓜蒌贝母散、止嗽散——宣肺化痰	
白芍	桂枝汤、黄芪桂枝五物汤——敛阴和营,合桂枝调和营卫	
	小青龙汤、柴葛解肌汤、升麻葛根汤、再造散——敛阴和营,防过汗、温燥伤阴	
	四逆散、逍遥散、痛泻要方、芍药汤、小建中汤、真人养脏汤、柴胡疏肝散、完带汤——养血柔肝,土中泻木,缓急止痛	
	当归四逆汤、防风通圣散、大秦艽汤、独活寄生汤——养血和营,助正祛邪	
	四物汤、八珍汤、温经汤——养血和营,缓急止痛	
	泰山磐石散——补血养胎	
	麻子仁丸、大黄䗪虫丸——滋养阴血,清热润燥	
	真武汤——利水湿,缓急止痛,养阴舒筋,防附子辛热伤阴	
	百合固金汤——养血和营,柔肝宁肺	
	羚角钩藤汤——养血增液,柔肝舒筋	
	固经丸——敛阴益血养肝	
	镇肝熄风汤、大定风珠——养阴清热,助潜阳熄风	
	养阴清肺汤——养阴清热,柔肝宁肺	
桑叶、菊花	桑菊饮——疏散风热	
	羚角钩藤汤——清肝热,熄肝风	
升麻、柴胡	普济消毒饮——疏散风热,发越郁火,引药上行	
	补中益气汤——升阳举陷	

（刘华东　卢敏）

附三　类方组成、功用、主治证比较示例表

方剂	同	异
麻黄汤	有桂枝、炙甘草,功解表散寒,治外感风寒表证。	还有麻黄、杏仁,发汗解表,疏散风寒力强,又宣肺平喘,治风寒表实(无汗)证。
桂枝汤		还有芍药、生姜、大枣,解肌发表,疏散风寒力弱,重在调和营卫,治风寒表虚(汗出)证。
桑菊饮	有连翘、薄荷、芦根、桔梗、甘草,功疏风清热,治风热表证。	还有桑叶、菊花,肃肺止咳力强,为"辛凉轻剂",治热象较轻,肺失清肃者。
银翘散		还有银花、牛蒡子、竹叶、荆芥、淡豆豉,解表清热力强,为"辛凉平剂",治热较重,表郁较甚者。

方剂	同	异
人参败毒散	有人参、前胡、茯苓、桔梗、枳壳、炙甘草、生姜,功益气解表,化痰行气,治气虚外感风寒证。	还有羌活、独活、川芎、薄荷,功专祛风寒湿邪,治气虚外感风寒湿邪。
参苏饮		还有紫苏叶、葛根、半夏、陈皮、木香、大枣,功祛风寒,化痰行气力强,治气虚外感风寒兼痰湿盛者。
小柴胡汤	有黄芩、半夏、炙甘草,功和解少阳,治邪在少阳证。	还有柴胡、生姜、人参、大枣,疏散力强,又益气扶正,治伤寒少阳证。
蒿芩清胆汤		还有青蒿、枳壳、竹茹、陈皮、茯苓、青黛、滑石,清热力强,又祛湿化痰辟秽,治少阳热重,兼痰湿中阻证。
小柴胡汤	有柴胡、黄芩、半夏、生姜、大枣,功和解少阳,治伤寒少阳证。	还有人参、炙甘草,功专和解少阳,又益气扶正,治兼正气不足者。
大柴胡汤		还有大黄、枳实、芍药,功兼内泻热结,治兼阳明热结者。
白虎汤	有石膏、炙甘草、粳米,功清热生津,治热在气分证。	还有知母,清热泻火力强,治热盛而体实者。
竹叶石膏汤		还有人参、麦冬、半夏、竹叶,清热泻火力弱,又益气养阴,和胃降逆,治热衰而气阴两伤,胃失和降者。
清营汤	有犀角、地黄,功清热解毒,治热入营血证。	还有玄参、麦冬、银花、连翘、黄连、竹叶、丹参,重在清营解毒,又养阴透热,治邪热初入营分,尚未动血证。
犀角地黄汤		还有丹皮、芍药,重在凉血解毒,又活血散瘀,治热入血分,热盛动血证。
玉女煎	功清胃热,治胃火上攻之牙痛。	有石膏、知母、熟地、麦冬、牛膝,兼滋肾阴,治火旺而肾阴不足证。
清胃散		有黄连、升麻、生地、当归、丹皮,兼凉血散瘀,发越郁火,治火盛而灼伤血络证。
芍药汤	有黄连,功清热解毒止痢,治热蕴肠中之痢疾。	还有芍药、当归、黄芩、大黄、木香、槟榔、官桂、炙甘草,清热解毒力弱,重在调和气血,治湿热痢疾。
白头翁汤		还有白头翁、黄柏、秦皮,清热解毒力强,又凉血、收涩,治热毒血痢。
苇茎汤	有桃仁、冬瓜仁,功逐瘀排脓,消结散肿,治内痈。	还有苇茎、薏苡仁,清肺化痰力强,治肺痈。
大黄牡丹汤		还有大黄、芒硝、丹皮,泻热逐瘀力强,治肠痈初起。
四逆散	有炙甘草,治四逆。	还有柴胡、芍药、枳实,功透邪解郁,疏肝理脾,治阳郁热厥证(仅指、趾不温)。
四逆汤		还有附子、干姜,功回阳救逆,治阳衰寒厥证(冷过肘、膝)。
当归四逆汤		还有桂枝、细辛、当归、芍药、木通、大枣,功温经散寒,养血通脉,治血虚寒厥证(冷不过腕、踝)。

方剂	同	异
四君子汤	有人参、白术、炙甘草,功益气健脾,治脾胃虚弱证。	还有茯苓,重在益气健脾,治脾胃气虚证。
理中丸		还有干姜,重在温中祛寒,治脾胃虚寒证。
参苓白术散	有人参、白术、炙甘草,功益气健脾,治脾胃气虚证。	还有白扁豆、茯苓、山药、莲子、砂仁、薏苡仁、桔梗,健脾渗湿力强,兼培土生金,治脾虚湿盛泄泻及肺虚痰湿咳嗽。
补中益气汤		还有黄芪、升麻、柴胡、当归、陈皮,功主益气升阳,甘温除热,治气虚发热及气虚下陷证。
生脉散	功益气养阴,治暑伤气阴(津)证。	有人参、麦冬、五味子,功专益气养阴,治暑热已去者。
(王氏)清暑益气汤		有西瓜翠衣、西洋参、荷梗、黄连、知母、石斛、麦冬、竹叶、粳米、甘草,功主清热祛暑,治暑热尚炽者。
四物汤	有当归、芍药,功养血调经,治月经不调。	还有熟地、川芎,功专补血调血,治营血虚滞,冲任虚损证。
逍遥散		还有柴胡、白术、茯苓、甘草、煨生姜、薄荷,疏肝健脾力强,治肝郁血虚脾弱证。
六味地黄丸	有熟地、山茱萸、山药,功滋阴补肾,治肾阴虚证。	还有泽泻、丹皮、茯苓,滋补力弱,又泻内生之邪,治肾阴虚轻,兼虚火内扰证。
左归丸		还有枸杞子、龟胶、鹿胶、菟丝子、牛膝,滋补力强,治肾阴虚重证。
一贯煎	有当归,功疏肝养血,治胁痛。	还有生地、北沙参、麦冬、枸杞子、川楝子,功专滋养肝肾,兼疏肝理气,治阴虚肝郁证。
逍遥散		还有柴胡、芍药、白术、茯苓、甘草、煨生姜、薄荷,疏肝解郁力强,又健脾助运,治肝郁血虚脾弱证。
肾气丸	有山茱萸、山药、泽泻、丹皮、茯苓,功补肾,治肾虚证。	还有生地黄、附子、桂枝,功少火生气,温补肾阳,治肾阳虚证。
六味地黄丸		还有熟地黄,功滋补肾阴,治肾阴虚证。
右归丸	有附子、山茱萸、山药,功温补肾阳,治肾阳虚证。	还有肉桂、鹿角胶、熟地黄、枸杞子、当归、菟丝子、杜仲,温补力强,治肾阳虚重证。
肾气丸		还有生地黄、桂枝、泽泻、茯苓、丹皮,温补力弱,兼泻内生之邪,治肾阳虚轻证。
天王补心丹	有人参、当归、酸枣仁、远志、茯苓,功养心安神,治心血不足,心神失养之失眠。	还有生地、玄参、天冬、麦冬、丹参、五味子、柏子仁、桔梗、朱砂,功专滋阴清热,补心安神力强,治心肾阴虚血少,虚热内扰证。
归脾丸		还有黄芪、白术、炙甘草、龙眼肉、木香、生姜、大枣,功专益气健脾,治心脾气血两虚证。

方剂	同	异
牡蛎散	有黄芪,功益气固表止汗,治表虚自汗。	还有牡蛎、麻黄根、小麦,功专收涩止汗,兼育阴潜阳,治诸虚不足之盗汗。
玉屏风散		还有白术、防风、大枣,功专补气固表止汗,兼散风邪,治表虚易感风邪者。
四神丸	有肉豆蔻,功温补脾肾,涩肠固脱,治脾肾虚寒之久泻。	还有补骨脂、吴茱萸、五味子,温补肾阳力强,治肾虚为主之五更泄泻。
真人养脏汤		还有罂粟壳、诃子、人参、当归、白术、肉桂、白芍、木香、炙甘草,涩肠固脱,益气健脾力强,兼调和气血,治脾虚为主之久泻久痢。
定喘汤	有麻黄、半夏、炙甘草,功宣肺解表,祛痰平喘,治外感风寒,内有痰浊之咳喘。	还有白果、黄芩、桑白皮、苏子、款冬花、杏仁,功专清化痰热,解表力弱,治痰热内蕴为主之哮喘。
小青龙汤		还有桂枝、干姜、细辛、五味子、芍药,宣肺解表力强,又温肺化饮,治外感风寒为主,内有寒饮之咳喘。
定喘汤	有苏子、半夏、甘草,功降气祛痰平喘,治痰壅气逆之咳喘。	还有麻黄、白果、桑白皮、黄芩、款冬花、杏仁,功专清热化痰,兼宣肺解表,治痰热内蕴,风寒外束之哮喘(痰热为主)。
苏子降气汤		还有当归、肉桂、前胡、厚朴、苏叶、生姜、大枣,降气祛痰平喘力强,又温肾纳气,治上实下虚之咳喘(上实为主)。
归脾汤	有白术,功补气摄血,治脾虚失血证。	还有白术、当归、茯苓、黄芪、龙眼肉、远志、酸枣仁、人参、木香、甘草、生姜、大枣,功专补气健脾,兼养血安神,治心脾气血两虚证。
固冲汤		还有黄芪、煅龙骨、煅牡蛎、山茱萸、白芍、海螵蛸、茜草、棕榈炭、五倍子,功专补气固冲,又收涩止血,治脾虚冲脉不固证。
理中丸	有甘草、白术,功温阳健脾,益气摄血,治脾阳不足,脾不统血证。	还有干姜、人参,功专温阳止泻,散寒止痛,治中焦虚寒,阳虚失血较轻者。
黄土汤		还有灶心黄土、附子、黄芩、生地黄、阿胶,功专温阳摄血,兼养血止血,治阳虚失血较重,且兼血虚者。
羚角钩藤汤	有白芍,功滋阴增液,平肝息风,治肝风内动证。	还有羚羊角、钩藤、桑叶、菊花、川贝母、鲜竹茹、茯神木、鲜生地黄、甘草,功专凉肝息风(主泻实),治肝经热盛,热极动风证。
大定风珠		还有阿胶、鸡子黄、生鳖甲、生龟板、生牡蛎、生地黄、麦冬、麻仁、五味子、炙甘草,功专滋阴潜阳(主补虚),治阴虚动风证。

方剂	同	异
杏苏散	有杏仁,功轻宣外燥,治外感秋燥咳嗽。	还有苏叶、前胡、桔梗、枳壳、半夏、陈皮、茯苓、生姜、大枣、甘草,功轻宣凉燥,又理肺化痰,治外感凉燥,痰湿阻肺证。
桑杏汤		还有桑叶、淡豆豉、沙参、浙贝、栀皮、梨皮,功轻宣温燥,治温燥犯卫,肺津受灼证。
平胃散	有厚朴、陈皮、甘草、生姜、大枣,功化湿行气和中,治湿邪伤中证。	还有苍术,功专燥湿运脾,行气和胃,治湿滞脾胃,湿阻气滞证。
藿香正气散		还有藿香、苏叶、白芷、半夏、白术、茯苓、大腹皮、桔梗,健脾和胃力强,兼发散风寒,治外感风寒,内伤湿滞证。
五苓散	有茯苓、泽泻、猪苓,功利水渗湿,治水湿内停,小便不利证。	还有白术、桂枝,功兼健脾燥湿,化气解表,治蓄水证。
猪苓汤		还有滑石、阿胶,功兼清热养阴,治水热互结证。
小蓟饮子	有滑石、木通、栀子、炙甘草,功清热利水通淋,治热结膀胱之淋证。	还有小蓟、蒲黄、藕节、生地、当归、竹叶,功专凉血止血,兼滋养阴血,治下焦瘀热之血淋、尿血。
八正散		还有车前子、瞿麦、扁蓄、大黄、灯心草,清热泻火,利水通淋力强,治湿热下注膀胱之热淋。
实脾散	有制附子、白术、茯苓、生姜,功温补脾肾,利水消肿,治脾肾阳虚,水湿内停证。	还有干姜、厚朴、木香、草果、槟榔、炙甘草、大枣,温脾力强,又行气化滞,治偏脾阳虚,水停气滞证。
真武汤		还有芍药,温肾力强,兼护阴缓急,治偏肾阳虚,兼阴液不足证。
羌活胜湿汤	有羌活、防风、川芎、甘草,功祛风除湿止痛,治外感风寒湿邪,经气不利证。	还有独活、藁本、蔓荆子,功专祛风止痛,解表力弱,治风湿滞表之痹证。
九味羌活汤		还有苍术、细辛、白芷、生地、黄芩,发汗解表力强,兼清里热,治表证较重,兼里热证。
保和丸	有山楂、神曲、茯苓、陈皮,功消食行气,化湿清热,治食积生湿化热证。	还有莱菔子、半夏、连翘,功专消食和胃,治食积胃逆证。
健脾丸		还有人参、白术、山药、木香、黄连、肉豆蔻、砂仁、麦芽、炙甘草,益气健脾,渗湿止泻力强,治脾虚食积湿盛证。

(刘华东　卢敏)

附四 方剂名按拼音字母索引表

（刘华东　卢敏）